上海市级医院肉瘤临床诊治中心　组编

主审　姚　阳

顾问　戴尅戎

软组织肉瘤诊治
上海共识
2020

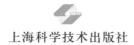

上海科学技术出版社

图书在版编目（CIP）数据

软组织肉瘤诊治上海共识. 2020 / 上海市级医院肉瘤临床诊治中心组编；姚阳主审. -- 上海 ： 上海科学技术出版社，2020.6
ISBN 978-7-5478-4679-7

Ⅰ. ①软… Ⅱ. ①上… ②姚… Ⅲ. ①软组织肿瘤—肉瘤—诊疗 Ⅳ. ①R738.6

中国版本图书馆CIP数据核字(2019)第286607号

软组织肉瘤诊治上海共识(2020)
上海市级医院肉瘤临床诊治中心　组编
主审　姚　阳
顾问　戴尅戎

上海世纪出版(集团)有限公司
上海科学技术出版社　出版、发行
(上海钦州南路 71 号　邮政编码 200235　www.sstp.cn)

浙江新华印刷技术有限公司印刷

开本 889×1194　1/32　印张 5.5
字数：100 千字
2020 年 6 月第 1 版　2020 年 6 月第 1 次印刷
ISBN 978-7-5478-4679-7/R·1972
定价：48.00 元

执笔专家

1

主审

姚　阳

顾问

戴尅戎

编委

（按姓氏拼音排序）

蔡郑东　董岿然　董扬　郝永强　孔琳

陆嘉德　陆维祺　孙元珏　王　坚　肖建如

严望军　姚阳　张陈平　张伟滨　周宇红

学术秘书

孙元珏

编写人员

（按姓氏拼音排序）

蔡郑东	陈 凯	陈 磊	陈旖旎	董岿然
董 扬	郝永强	胡 兵	胡海燕	孔 琳
李鹤成	林 峰	陆嘉德	陆维祺	罗志国
邱 琳	沈 赞	石洪成	孙元珏	王春萌
王 坚	王 征	吴小华	肖建如	严望军
杨 婧	杨庆诚	姚 阳	张陈平	章 青
	张伟滨	周建军	周宇红	

序

　　软组织肉瘤是来源于间叶组织的原发恶性肿瘤,由于其高度的异质性、病理学类型复杂、早期缺乏典型症状,给临床诊疗带来困难。面对软组织肉瘤患者,临床医师应具备以下素养:

　　其一,常怀"谨慎"之心。临床上经常遇到一些患者,局部出现肿块后,到医院就诊,直接被列为"小手术"进行切除。结果术后病理显示为某种软组织肉瘤,由于切除范围不足,术后肿瘤复发,或者快速出现远处转移。因此,对软组织肿瘤,应怀有谨慎、敬畏之心,警惕"小肿块"后面的"大陷阱",避免草率"动刀"。应将专业问题交给专科医生和病理科医生去完成。

　　其二,秉持"科学"之心。软组织肉瘤的诊疗,应当参考国际和国内公认的诊疗指南和专家共识,并结合临床病例的具体情况,制订科学规范的综合治疗计划。手术治疗仍是软组织肉瘤最主要的治疗手段。并应根据适应证,个体化选择放疗、化疗或靶向药物治疗。对区域和远处转移也应尽早发现、积极治疗。

　　其三,胸怀"求索"之心。软组织肉瘤的诊疗仍在不断探索中前行,分子靶向治疗和肿瘤免疫治疗作为新兴研究热点,为化疗耐药、不宜手术或复发难治的患者带来希望。各种消融、聚焦超声、灌注化疗也都在不断更新进步。对于手术精准规划、化疗方案选择、放疗技术改进、靶向药物使用等,均应坚持以临床问题为导向,不断求索,力争精益求精。

　　进入21世纪，现代影像学、分子诊断与靶向治疗、免疫细胞治疗等新技术，以及新辅助化疗新理念和新治疗模式的推广与应用，极大地提高了肿瘤患者的临床疗效。需要特别强调的是，软组织肉瘤的诊疗是一个多学科的问题，需要多学科综合诊治（multiple disciplinary team，MDT）。肉瘤的诊断需要临床、影像、病理三者相结合，其后续治疗也涉及多个学科。多学科协作在软组织肉瘤的诊疗中应贯穿始终，一直发挥重要作用。

　　目前，软组织肉瘤的诊治仍然面临诸多挑战。我国软组织肉瘤治疗的规范化与个体化程度与世界先进水平还有一定差距。不同地域、不同级别医疗机构的诊治水平参差不齐，导致总体疗效还不够理想。相信通过致力于肿瘤治疗的多学科有识之士的共同努力，我国软组织肉瘤的诊疗水平将会不断提升，使更多患者得到及时有效的治疗。

2020年6月

前　言

1

　　《软组织肉瘤诊治中国专家共识（2015）》出版已经过去了 4 年，这本书作为我国第一本软组织肉瘤专家共识，为普及软组织肉瘤的基本知识和诊治规范起到了重要的作用。在这 4 年中，软组织肉瘤分子病理诊断和基因分型的发展，带动了对软组织肉瘤各亚型的认识，从而使临床治疗更加合理化；软组织肉瘤外科治疗与内科治疗和放疗的密切配合，让很多患者获得 R0 切除；立体定向放射治疗技术的发展，弥补了手术治疗的缺憾；新辅助化疗、分子靶向药物的内科治疗给部分晚期患者带来了明显的生存获益。

　　这 4 年来，我国软组织肉瘤的临床研究空前活跃，已经取得了越来越有影响力的研究成果，部分处于世界领先的地位。上海是中国最具创新能力的城市之一，凝聚了我国一大批多年从事各部位软组织肉瘤诊治的高级人才，为国内疑难复杂的软组织肉瘤临床诊治做出了突出的贡献。长期的临床实践使上海软组织肉瘤临床专家们积累了大量的临床经验，富有创造力的研究成果饱含他们的汗水和心血，让他们拓展了知识，开阔了视野，大家也愿意把自己的研究成果和临床经验，以共识的形式贡献给国内同行。

　　2017 年，各专业的上海软组织肉瘤专家打破专业的壁垒，同心协力，成立了上海市级医院肉瘤临床诊治中心（SSCC）。2 年多来，各位专家通力合作，各抒己见，已经为百名复杂疑难软组织肉瘤患者开展了多学科综合诊治（MDT），取得了良好的临床疗效。我们在分工协作的临床实践工作中与国内的同行从各专业角度进行了沟通，深刻体会到国外的软组织肉瘤诊治指南和共识虽有借鉴，但未必完全适合中国的国情，我们应该根据各自的研究成果和临床实践，制订适合我国实际情况的临床规范、指南或共识，切实为各地基层医疗单位服务，提高国内软组织肉瘤的诊治水平，造福患者。

在《软组织肉瘤诊治中国专家共识（2015）》的基础上，这本共识广泛收集了各地软组织肉瘤专家的建议，仍然强调以"临床为主、适用为要"的原则。我们除了吸收近 4 年新知识和新疗法的更新以外，还参考了国际上几乎所有的软组织肉瘤共识，听取各位编写专家的建议，做了一些更新。首先，在临床治疗方面，在强调综合治疗的前提下，着重于不同亚型软组织肉瘤的综合治疗模式介绍。其次，邀请了著名的头颈部、胸腹腔、妇科和脊柱软组织肉瘤专家执笔撰写了相关章节。此外，根据软组织肉瘤病理类型多、治疗方法差异大的特点，我们将常见软组织肉瘤的内容单独设立，以方便临床查阅。最后，我们对内科治疗方案进行了仔细的剂量核实，并做了逐级推荐；放射治疗章节推荐了 SBRT 治疗，还介绍了质子重离子治疗。

在这本共识即将为临床服务之际，我们恳请全国各位专家和一线的临床医师不吝赐教，给我们提出宝贵的意见，我们将根据诸位的诉求在下一版本中改进。

姚　阳　肖建如　张陈平　陆嘉德　陆维祺
2020 年 2 月

目　录

1

一、 诊断

（一）总论

软组织肉瘤（soft tissue sarcoma，STS）的诊断需要临床、影像和病理三者结合。从事软组织肉瘤诊治的医师应熟悉软组织肉瘤的临床特点，其中不仅包括好发年龄、性别、部位等，还应熟练掌握各种类型软组织肉瘤的生长速度、生物学行为、各种影像学表现等，最后的确诊仍依赖于病理诊断。

1. 年龄　软组织肉瘤可发生于任何年龄段，但不同类型的软组织肉瘤，无论是良性还是恶性，均有其好发年龄，且有较大差别，对软组织肉瘤的诊断有一定的提示意义。如胚胎性横纹肌肉瘤等好发于婴幼儿和儿童，尤因肉瘤好发于青少年，黏液纤维肉瘤、多形性未分化肉瘤和卡波西肉瘤等好发于中老年。

2. 性别　软组织肉瘤的发生与性别也有一定的关系，软组织肉瘤多发生于男性，其中一些肿瘤主要发生于青年男性，如促结缔组织增生性小圆细胞肿瘤；另一些软组织肉瘤则好发于女性，如腹壁韧带样瘤、侵袭性血管黏液瘤、淋巴管肌瘤病和腹膜后平滑肌肉瘤等。

3. 部位　软组织肉瘤可发生于全身任何部位，但总的来说，大多数肿瘤发生于四肢、躯干和体腔，部分肿瘤发生于头颈部、外生殖区、泌尿生殖道和消化道。不同类型的肿瘤，无论是良性还是恶性，也都有其好发部位。如隆突性皮纤维肉瘤和上皮样肉瘤好发于皮肤或皮下,滑膜肉瘤和软组织透明细胞肉瘤等好发于肢端,横纹肌肉瘤好发于泌尿生殖道,脂肪肉瘤和平滑肌肉瘤好发于腹膜后。

4. 生长速度　一般来讲,良性肿瘤生长缓慢,恶性肿瘤生长迅速,但在软组织肉瘤中,一些良性病变可生长迅速,如结节性筋膜炎,而一些软组织肉瘤则可以缓慢性生长,如隆突性皮肿纤维肉瘤的病史可长达二十年,腺泡状软组织肉瘤和滑膜肉瘤的病史也可长达十多年。对一些良性肿瘤,在近期内生长突然加速并且明显增大,则要注意是否有肉瘤变的可能性,如Ⅰ型神经纤维瘤病中的神经纤维瘤可发生肉瘤变,进展为恶性周围神经鞘膜瘤。

5. 生物学行为　软组织肉瘤不同于某一器官的肿瘤,复杂的组织学起源决定了不同的生物学行为,甚至同一起源的组织生物学行为差异很大,如不同亚型的脂肪肉瘤、横纹肌肉瘤,因而其治疗原则也各不相同。虽然,根据软组织肉瘤分化程度,病理学将其分为G1～G3,但也难反映其生物学全貌。如透明细胞肉瘤、上皮样肉瘤、滑膜肉瘤等易出现淋巴结转移;胚胎型横纹肌肉瘤和尤因肉瘤对化、放疗敏感,但易早期出现血行转移;腹腔黏液脂肪肉瘤好局部复发,而小圆细胞脂肪肉瘤则容易出现肺转移;根据化疗疗效可以将软组织肉瘤分为高度敏感至化疗不敏感;腺泡状软组织肉瘤极易发生肺转移,很少出现淋巴结转移,病程远较横纹肌肉瘤长,对化疗不敏感,但多靶点小分子药物治疗有效。

6. 影像学　软组织肉瘤的影像学检查包括超声、X线、CT、MRI和核医学检查,除了根据肿瘤的影像学特点提供诊断之外,在确定肿瘤与邻近骨和关节的关系、了解肿瘤的范围及其与周围组织的关系、引导穿刺活检、肿瘤分期、手术治疗方案制订和术后随访等诸多方面也起了至关重要的作用。病理医师如能掌握一些影像学知识,结合肿瘤的镜下特征,对软组织肉瘤的诊断也会有很大的帮助。

7. 病理

(1)诊断思路:通常采取下列步骤。①首先确定病变是肿瘤性、反应性、增生性，还是假恶性病变，在诊断肉瘤之前需排除假肉瘤性病变，以免造成不必要的过多治疗；②确定为肿瘤后，再区分良性、中间性或恶性；③根据临床特点、影像学表现，并结合免疫组化和（或）分子检测等辅助检查，进一步确定肿瘤的具体类型；④如肿瘤为恶性，在一些情形下，还需注意排除类似软组织肉瘤的其他恶性肿瘤类型，包括恶性黑色素瘤、肉瘤样癌和淋巴造血系统肿瘤等。

（2）免疫组化检查：选择免疫组化抗体时尽可能做到有针对性，并合理配伍。一些可能与靶向治疗相关的标记，如 CD117、DOG1 和 ALK 等，应加设阳性对照。对穿刺活检标本进行免疫组化标记时，因受活检组织量少，不推荐采用撒网式标记，而应循序渐进。

（3）分子病理检测：软组织肉瘤的分子病理学发展也十分迅速，不仅在传统的诊断和鉴别诊断中起了十分重要的作用，在指导临床制订软组织和骨肿瘤治疗策略、预测肿瘤生物学行为等方面也发挥着重要的角色。另一方面，基于分子异常的新病种报道也在不断涌现，肿瘤分类的基础正在从形态学分类转向分子分类。

（王　坚　姚　阳）

（二）影像学诊断

放射诊断

1. X 线　作为最基本的检查手段，X 线片（CR 或 DR）由于空间分辨率、密度分辨率和组织分辨率不高，对软组织肉瘤的诊断价值有一定限度，受到肿瘤大小和部位的影响。位于体表的较小病灶，通过切线位，一般可以显示，大多数深在部位尤其是胸腹腔来源的较小病灶，X 线通常难以发现。对于较大病灶，X 线表现为非特异的圆形和非圆形肿块。

X线片对病灶的显示还受到肿瘤密度影响,脂肪来源肿瘤通过脂肪密度或者脂肪组织内出现软组织密度,可以得到诊断。出现明显钙化或者骨化的软组织肉瘤,X线也容易检出,但定性、定位价值有限。

2. CT 多层螺旋CT扫描速度快,空间分辨率高,可行三维重组,对软组织肉瘤定位好。结合增强检查CT能清晰显示肿瘤的形态、大小和境界,观察其与周围组织的关系,并显示病灶的血供特点,对病变良恶性做出初步判断。多层螺旋CT血管成像(MSCTA)空间和密度分辨率高,对细小血管显示佳,通过观察肿瘤供血动脉,有助于盆腔和腹膜后软组织肿块来源的判断,提高诊断准确率。CT对于细小钙化、骨化的显示优于磁共振成像(MRI),但软组织分辨力不及MRI,CT对脂肪肉瘤、软组织来源软骨肉瘤、骨肉瘤等肿瘤的组织学定性有一定价值,总体而言,CT对软组织肉瘤的定性诊断有局限性。CT引导下穿刺活检方便、快捷、损伤小,在临床应用广泛。双能CT密度分辨率更高,有助于肿瘤准确定位和组织学定性;双能CT血管造影能更好地显示肿瘤血管、显示正常血管与肿瘤的关系。

3. MRI MRI软组织分辨率高,可多平面扫描、多序列成像,定位准确,不仅能清晰显示软组织解剖结构,还可根据不同序列病变信号特征分辨其组织成分,结合病灶强化特点,观察有无周围血管、神经侵犯,提高病变定性诊断的准确率。MRI有多种功能成像方法,可显示肿瘤组织和细胞微观结构、代谢及活性,能更好判断肿瘤良恶性、明确术后有无早期复发,并观测放化疗的疗效。MRI可用于软组织肉瘤的分期,做手术前可切除性评价,有助于手术前辅助。实际工作中,血肿常被误诊为恶性肿瘤,MRI有助于血肿的定性。MRI对骨骼受侵犯非常敏感,有助于显示肿瘤与骨骼和关节的关系。MRI是目前软组织肉瘤诊断、术后随访、疗效评估的首选影像检查方法。

磁共振弥散加权成像(DWI)是一基于水分子微观运动,反映组织中水分子无序扩散运动快慢的技术[1]，可从分子水平反映组织构成、微观结构特点及其变化。表观扩散系数（ADC）可定量分析组织细胞中水分子的扩散程度。细胞结构、细胞密集度和核浆比[2]、细胞膜的完整性、水分子扩散通路均影响 ADC 值。恶性肿瘤细胞排列紧密，细胞外间隙小，ADC 值较良性肿瘤低，因此，DWI 有助于良恶性软组织肉瘤的鉴别诊断。肿瘤液化坏死时细胞膜破裂，结构崩解，细胞外水分子入细胞内，使其水分子扩散速度增加，放疗后肿瘤组织水肿，水分子扩散速度亦加快，ADC 均降低，而肿瘤活性成分容易鉴别。

磁共振波谱（MRS）是目前唯一能无创性观察活体组织代谢及生化变化的技术，能在细胞分子水平反映功能代谢。¹H - MRS 的异常波谱显示的病变进展较 MRI 及临床表现早 2～5 个月[3]。Isobe 等[4]认为 Cho 是评估放疗后早期反应的有效标记物。乳酸是肿瘤氧化的标志物，乳酸值变化亦有利于对肿瘤的分级及评价疗效。

动态增强 MRI（DCE - MRI）是通过静脉注射对比剂无创地评价组织的微循环、灌注和毛细血管通透性的一种功能成像方法。其时间-信号强度曲线（TIC）的形态与血管化、灌注及肿瘤的间质部分空间大小有关[5]，恶性肿瘤 TIC 多为Ⅰ型，良性肿瘤多为Ⅲ型。DCE - MRI 半定量分析是根据 TIC 得出的多种指标对组织的强化特点进行描述，可提高肿瘤诊断的敏感度，有助于良恶性鉴别、肿瘤分级[6]。定量分析则是动态增强时采用药物动力学模型对 TIC 进行数学处理，得出定量模型参数，通过对比剂容积转移常量（K^{trans}）、血浆与 EES 间的速率常数（K_{ep}）等参数值计算，观察肿瘤的新生血管、微血管密度，判定血管化程度，对肿瘤的疗效进行评估，能早期发现肿瘤复发，预测肿瘤坏死出现的比率，并可评估抗血管治疗的疗效和指导用药。

MRI 平扫、增强结合 DWI 检查可显示肿瘤异质性、实质及活性成分，显示病变区水肿和肿瘤累及范围，不仅能确定外科手术安全边缘,还能根据病灶的信号特征、早期强化特点和 ADC 值区分术后肿瘤复发、炎性反应和纤维化,评估疗效,并能指导术前穿刺检查的准确定位,提高穿刺病理检查准确率,在临床中应用广泛。

（周建军）

参考文献

[1] Sitka C H. Nuclear magnetic resonance(NMR)measurement of the apparent diffusion coefficient(ADC)of tissue water and its relationship to cell volume changes in pathological states [J]. Neurochem Inl, 2004, 45(4): 569 - 582.

[2] Zhou Y, Liu J, Liu C, et al. Intravoxel incoherent motion diffusion weighted MRI of cervical cancer-correlated with tumor differentiation and perfusion [J]. Magn Reson Imaging, 2016, 34(8): 1050 - 1056.

[3] Laprie A, Pirzkall A, Haas-Koran D A, et al. Longitudinal multivoxel MR spectroscopy study of pediatric diffuse brainstem gliomas treated with radiotherapy [J]. Int J R8diat Oncol Bioi Phys, 2005, 62: 20 - 31.

[4] Isebe T, Matsumura A, Anno I, et al. Changes in ^{1}H-MRS in glioma patients before and after irradiation: the significance of quantitative analysis of choline-containing compounds [J]. No Shinkei Cake, 2003, 31: 167 - 172.

[5] Dyke J P, Panieek D M, Healey J H, et al. Osteogenic and Ewing sarcomas: estimation of necrotic fraction duringludueution chemothem — PY with dynamic contrast — enhanced MR imaging [J]. Radiology, 2003, 228(1): 271 - 278.

[6] Agner S C, Rosen M A, Englander S, et al. Computerized image analysis for identifying triple negative breast cancers and differentiating them from other molecular subtypes of breast cancer on dynamic contrast — enhanced MR images: a feasibility study [J]. Radiology, 2014, 272(1): 91 - 99.

超声诊断

超声检查无辐射、经济方便,能够快速鉴别肿块的性质,评价肿块的血流情况[1],特别适用于软组织肿块的初次检查。超声对浅表组织有较高的分辨率,能够清晰地显示浅表肿块所在的解剖层次(脂肪、肌肉、骨骼)、肿块的形态边界、内部回声以及血流情况等,能够提供肿块的组织器官来源、肿瘤的性质及其对周边组织的侵犯等信息，对神经源性肿瘤、脂肪瘤、血管瘤、纤维瘤、各种动静脉畸形有较高的诊断价值[2]。同时超声还能对肿块周边的区域淋巴结进行扫查，了解疾病淋巴转移情况。超声造影对软组织肿块的诊断也能提供一定的信息[3]，同时超声造影也可以用于评价放疗、化疗、靶向治疗、局部治疗后肿瘤体积以及内部血供情况的变化。对于诊断不明确的肿块，可进行超声引导下肿块穿刺活检[4-6]，超声检查因其实时性及彩色血流显像功能，穿刺时能够避免损伤大血管及组织器官，操作时间短、准确性高，临床价值显著。对于存在金属植入物的患者，超声也能发挥其功能。但超声对软组织肿块的检查也具有局限性，对于骨骼、含气组织内部或后方的肿块，超声图像不能显示；当肿块位置较深时，例如后腹膜肿块，超声图像质量不够良好。

（胡　兵）

参考文献

[1] Ultrasound for initial evaluation and triage of clinically suspicious soft-tissue masses [J]. Clin Radiol, 2009, 64(6): 615 - 621.

[2] Gruber L. Soft-tissue tumor contrast enhancement patterns: diagnostic value and comparison between ultrasound and MRI [J]. AJR Am J Roentgenol, 2017, 208 (2): 393 - 401.

[3] Smith S, Salanitri J, Lisle D. Ultrasound evaluation of soft tissue masses and fluid collections [J]. Semin Musculoskelet Radiol, 2007, 11(2): 174 - 191.

[4] Sperandeo M, Trovato F M, Melillo N, et al. The role of ultrasound-guided fine needle aspiration biopsy in musculoskeletal diseases [J]. Eur J Radiol, 2017, 90: 234 - 244. doi: 10.1016/j.ejrad.2017.02.042. Epub 2017, Mar 10.

[5] 姚立芳,许进,唐榕,等.超声引导下穿刺活检在浅表器官及软组织肿物诊断中的应用[J].中国超声医学杂志,2011,27(4): 368 - 370.

[6] Kim S Y, Chung H W, Oh T S, et al. Practical guidelines for ultrasound-guided core needle biopsy of soft-tissue lesions: transformation from beginner to specialist [J]. Korean J Radiol, 2017, 18(2): 361 - 369.

核医学诊断

1. **SPECT 和 SPECT/CT**　SPECT 基于其全身骨骼放射性核素平面显像对无显像剂摄取的局限,于软组织的病变诊断价值不大;但对于软组织肉瘤骨骼浸润和骨转移,由于全身骨显像敏感性高,SPECT 较常规影像检查如 X 线、CT、MRI 更早发现病变,是首选方法。但由于骨平面显像特异性差,亦不能作为诊断依据,可进行疾病分期、预后判断、疗效观察等。

SPECT/CT 是 SPECT 的替代产品,已经成为核医学科的常规显像设备。SPECT/CT 是将 SPECT 和 CT 置于同一机架内,对于骨平面显像发现的疑似病变,可以同步完成该部位的 CT 扫描,同时获得 SPECT 核医学功能断层图像、CT 解剖影像和 SPECT/CT 融合图像,通过 SPECT 图像与 CT 图像的优势互补,实现两者独立检查均无法实现的功能,有效提高诊断的灵敏度和特异性[1]。

2. **PET/CT**　氟-18 脱氧葡萄糖($^{18}F-FDG$)摄取的强度通常与肿瘤分级和细胞增殖相关[1]。不同组织来源和不同性质的软组织肉瘤对 $^{18}F-FDG$ 的摄取有一定的差异,但 $^{18}F-FDG$ 摄取的强度存在一定重叠,如研究表明,低等级良性病变与中、高等级恶性病变间的 $^{18}F-FDG$ 摄取存在显著差异,但后两者间的鉴别存在不足[2,3]。目前还没有一个 FDG 摄取阈值能够可靠地将良性与恶性软组织病变区分开。另外,$^{18}F-FDG$ PET/CT 可用于判断软组织肉瘤的手术后残留、复发及放化疗后疗效评估,对于转移性软组织肉瘤,$^{18}F-FDG$ PET/CT 提供的全身代谢成像可用于寻找原发病灶,并可帮助检测软组织肉瘤远处转移灶。与 CT 和 MRI 相比,$^{18}F-FDG$ PET/CT 方法的优势在于代谢功能成像能够显示肿瘤组织的代谢活性,检测肿瘤最具侵略性的部分,显示肿瘤的生物学行为,指导软组织肉瘤穿刺活检,并且具有预后预测价值。

3. PET/MRI PET/MRI（正电子发射断层扫描/磁共振成像）集 MRI 良好的软组织对比、高空间分辨率与 PET 全身功能代谢成像于一体[4]。基于 MRI 多参数成像及功能性 MRI 成像序列，如波谱成像（MRS）、弥散加权成像（DWI）序列应用日趋广泛，PET/MRI 在软组织病变检出、病灶定位、良恶性鉴别、肿瘤疗效预测及疗效评估等方面显示出较高的应用价值。相比独立成像模式，PET 联合 MRI 具有更高的敏感性和特异性，能够为软组织肉瘤的临床管理提供更多的帮助。较其他独立的影像学方法如 CT、MRI 或融合影像学方法如 SPECT/CT、PET/CT，PET/MRI 能够更准确地判别软组织肉瘤的良恶性，同时能够引导体积较大伴有内部异质性的软组织肉瘤的穿刺活检，准确判断肿瘤分化程度及分级，有助于临床医生选择正确的治疗方案[5]。Platzek I 等[4]评估了 PET/MRI 在 29 例初诊为软组织肉瘤分期中的价值，除了仅有 1 例患者的 N 分期判断错误外，其余所有患者的 T、N 和 M 分期 PET/MR 诊断完全正确。Erfanian Y 等[6]研究表明，单独的 MRI 用于评估软组织肉瘤局部复发的敏感性、特异性、阳性预测值、阴性预测值及诊断准确性分别为 82%、86%、92%、71%及 83%；而相应的 PET/MRI 指标为 96%、79%、90%、92%及 90%。该研究表明，相对于单独的 MRI 而言，PET/MRI 用于软组织肉瘤切除术后局部复发评估显示出更高的诊断效能。PET/MRI 能够用于引导软组织肉瘤新辅助治疗及预测肿瘤病理组织反应，且较基于单独的 MRI 形态学 RECIST 标准或 PET 代谢性 PERCIST 标准更有价值[7,8]。同时联合 PET/MRI 中的功能性 MR 序列能够更准确地评估软组织肉瘤对治疗的反应及利于治疗后成分的鉴别，如 MRS 能够提供软组织肉瘤病变区域内特异性代谢物和生化物质（如胆碱、肌酸、氨基酸）的浓度，利于治疗后肉瘤残余组织、炎症反应、瘢痕组织或坏死的鉴别[9]。

（石洪成）

参考文献

［1］石洪成.SPECT/诊断 CT 的操作规范与临床应用［M］.上海：上海科学技术出版社，2015：8.

［2］Meyer J P, Houghton J L, Kozlowski P, et al. (18)F-based pretargeted PET imaging based on bioorthogonal diels-alder click chemistry［J］. Bioconjug Chem, 2016, 27：298－301.

［3］Nemeth Z, Boer K, Borbely K. Advantages of (18)F FDG-PET/CT over conventional staging for sarcoma patients［J］. Pathol Oncol Res, 2017.

［4］Platzek I, Beuthien-Baumann B, Schramm G, et al. FDG PET/MR in initial staging of sarcoma: initial experience and comparison with conventional imaging［J］. Clin Imaging, 2017, 42：126－132.

［5］Schuler M K, Richter S, Beuthien-Baumann B, et al. PET/MRI imaging in high-risk sarcoma: first findings and solving clinical problems［J］. Case Rep Oncol Med, 2013, 2013：793927.

［6］Erfanian Y, Grueneisen J, Kirchner J, et al. Integrated 18F-FDG PET/MRI compared to MRI alone for identification of local recurrences of soft tissue sarcomas: a comparison trial［J］. Eur J Nucl Med Mol Imaging, 2017, 44：1823－1831.

［7］Grueneisen J, Schaarschmidt B M, Demircioglu A, et al. (18)F-FDG PET/MRI for therapy response assessment of isolated limb perfusion in patients with soft-tissue sarcomas［J］. J Nucl Med, 2019, 60(11)：119.226761.

［8］Partovi S, Kohan A A, Zipp L, et al. Hybrid PET/MR imaging in two sarcoma patients — clinical benefits and implications for future trials［J］. Int J Clin Exp Med, 2014, 7：640－648.

［9］Zhang X, Chen Y L, Lim R, et al. Synergistic role of simultaneous PET/MRI-MRS in soft tissue sarcoma metabolism imaging［J］. Magn Reson Imaging, 2016, 34：276－279.

（三）病理学诊断

对软组织肉瘤进行组织病理学检查，不仅是软组织肉瘤获得确诊的重要方法，也是进行术后病理分期（pTNM）的重要依据，对指导临床治疗和判断预后具有十分重要的价值[1]。

1. 软组织肉瘤的病理分类　即将发布的 WHO 软组织肉瘤新分

类将包括 12 大类,各类肿瘤又包含很多种疾病类型,参见附表 1。

2. 软组织肉瘤的常规病理学检查

（1）标本类型

1）活检标本：包括细针穿刺活检标本（fine needle aspiration, FNA）、芯针穿刺活检标本（core needle biopsy, CNB）、切取活检标本（incisional biopsy）、切除活检或摘除标本（excisional biopsy or enucleation）、咬取活检标本（bite biopsy）。

2）手术切除标本：包括病灶内切除（intralesional resection）、边缘性切除（marginal resection）、局部扩大切除（wide local excision）、间室切除（compartmentectomy）、根治性切除（radical excision）和截肢（amputation）等多种标本类型。

（2）检验步骤

1）标本拍照：包括新鲜状态下和经福尔马林固定后的大体形态,标本旁应放置标尺。

2）肉眼检查：记录包膜、大小、颜色、质地和切面情况,若有坏死,应估算坏死的范围在整个肿瘤中所占的百分比。

3）标本处理：有条件的单位在标本固定前,应切取少量的新鲜组织,以备做分子病理学检测之用。对手术切除标本应用染料标识出各个切缘,并测量肿瘤距各切缘的距离。

4）标本取材：固定后的标本按照常规取材,应尽量多取能够代表肿瘤的组织块（包括坏死灶）,建议至少取肿瘤的一个切面,以保证阅片全面,并有足够的组织块供免疫组织化学标记或分子病理学检测,或满足外送会诊的需要。

（3）术中冷冻切片：术中冷冻切片多适用于判断切缘情况,但某些肿瘤也不适合,如侵袭性纤维瘤病和高分化脂肪肉瘤等。

不主张对软组织肉瘤进行术中冷冻切片诊断。对一些可能需要采取重大手术（如截肢术等）的病例,应尽可能在术前通过各种活检方法获得确诊,结合影像学检查确定手术方式和手术范围。

（4）活检病理诊断

1）细针穿刺活检：主要目的是证实有无恶性肿瘤的存在，在可能的情况下，再进一步确定是否为间叶性肿瘤。

2）芯针穿刺活检：病理医生需注意：①临床、影像和病理三结合；②诊断间叶性肿瘤之前，除外其他类型肿瘤（癌、恶性淋巴瘤和恶性黑色素瘤等）；③开展免疫组化标记时遵循由少至多逐步进行的原则，一般先选择 4～5 个具有代表性的标记（如 AE1/AE3、CD34、α-SMA、desmin 和 S-100 蛋白），有了大致的方向以后还可以再加做，或加做分子检测。

（5）病理报告：软组织肉瘤的病理报告应包括标本的类型、肿瘤解剖部位（如头颈部、胸壁、腹壁、背部、腹股沟、会阴和外生殖区、腹膜后、胸腔内、四肢和四肢带、手、腕、足和踝等）、肿瘤组织学类型（参照 WHO 分类）、分级（参照 FNCLCC 分级系统）、ICD-O 编码、ICD-11 编码、肿瘤大小［长径（cm）×横径（cm）×纵径（cm）］、累及深度（如真皮、皮下、筋膜、筋膜下、肌肉内、腹腔内、胸腔内和腹膜后）、切缘情况（注明最近一侧切缘距肿瘤的距离）、坏死在肿瘤中的百分比、是否有血管侵犯和辅助检查的结果（如免疫组化和分子病理学检测等）。

3. 软组织肉瘤的辅助检查

（1）免疫组化：免疫组化不仅在软组织肉瘤的诊断和鉴别诊断中起非常重要的作用，而且在指导靶向治疗或预测肿瘤的生物学行为等方面也有广阔的应用前景。但要强调的是，免疫组化只是一种辅助性手段，有其自身的局限性，并不能代替传统的组织学检查，后者才是病理学诊断的基础。软组织肉瘤常用的免疫组化标记参见附表 2[2]。

（2）分子检测：常用的分子病理学检测方法为荧光原位杂交（fluorescence in situ hybridization，FISH），其次为聚合酶链反应（polymerase chain reaction，PCR）和一代测序（Sanger 测序）。目前

在实际工作中,开展较多的为 FISH 和采用一代测序（Sanger 测序）检测软组织和骨肿瘤中的基因突变,参见附表 3 和附表 4[3]。新的检测技术包括单核苷酸多态性阵列（SNP-array）、基因表达微阵列分析、RNAseq、基于锚定多重 PCR 的靶向 NGS 和基于荧光的 NanoString nCounter 等[4],有助于发现软组织肉瘤中新的基因异常[5],对软组织肉瘤的分子诊断和潜在的靶向治疗具有重要的价值,有条件的单位应积极开展。

4. 软组织肉瘤的分级　软组织肉瘤的组织学分级对诊断、治疗和预后估计非常重要。术前曾行辅助性放化疗或靶向治疗者,不适合再作分级。目前采用比较多的是法国癌症中心联合会（Fédération Nationale des Centres de Lutte Contre le Cancer，FNCLCC）的评分及分级系统,参见附表 5。

关于软组织肉瘤的分级有几点说明:①大多数的软组织肉瘤,其组织学类型业已代表了其分级,如高分化脂肪肉瘤、隆突性皮肤纤维肉瘤、婴幼儿纤维肉瘤等为Ⅰ级,多形性未分化肉瘤、尤因肉瘤、横纹肌肉瘤、促结缔组织增生性小圆细胞肿瘤和恶性肾外横纹肌样瘤等为Ⅲ级,从事软组织肉瘤诊治的临床医生应熟悉常见的软组织肉瘤类型及其所对应的病理分级,参见附表 6;②一些软组织肉瘤的组织学分级价值不大或非常有限,与肿瘤的生物学行为并不对应,如血管肉瘤、上皮样肉瘤和软组织透明细胞肉瘤等;③一些临床特点在很大程度上决定了软组织肉瘤的生物学行为,尤其是生长部位（浅表或深部,近端或远端,内脏或周围软组织等）、生长方式（局限或浸润,单发或多发）和肿瘤的大小等。

5. 软组织肉瘤的 pTNM 分期　pTNM 分期是在治疗前获得的证据再加上手术和病理学检查获得新的证据予以补充和更正而成的分期。pT 能更准确地确定原发性肿瘤的范围、浸润深度和局部播散情况;pN 能更准确地确定切除的淋巴结有无转移以及淋巴结转移的数目和范围;pM 可在显微镜下确定有无远处转移。软组织肉瘤的

pTNM 分期参见附表 7，分期的分组参见附表 8。

（王　坚）

参考文献

［1］王坚，范钦和.软组织肉瘤病理诊断中的问题和挑战［J］.中华病理学杂志，2016，45（1）：6-9.

［2］韩安家，阎晓初，王坚.软组织肉瘤病理诊断免疫组化指标选择专家共识（2015）［J］.临床与实验病理学杂志，2015，31（11）：1201-1204.

［3］软组织和骨肿瘤分子病理学检测专家共识（2019 年版）编写专家委员会.软组织和骨肿瘤分子病理学检测专家共识（2019 年版）［J］.中华病理学杂志，2019，48（7）：505-509.

［4］Groisberg R, Roszik J, Conley A, et al. The role of next-generation sequencing in sarcomas: evolution from light microscope to molecular microscope ［J］. Curr Oncol Rep, 2017, 19（12）: 78.

［5］Miettinen M, Felisiak-Golabek A, Contreras A L, et al. New fusion sarcomas histopathology and clinical significance of selected entities ［J］. Hum Pathol, 2019, 86: 57-65.

二、 治疗

（一）综合诊治的原则

软组织肉瘤来源于数十种不同的组织细胞,诊断有高、中、低度恶性之分,病理类型复杂,生物学行为各不相同。由于从头皮到足跟均可发生,其治疗涉及数个不同的临床外科专业;因其病理复杂,该类肿瘤对于化疗、靶向治疗和放疗的敏感性各不相同;临床实践中,还发现就诊时患者的分期、年龄等差异较大。软组织肉瘤原则上需要以外科为主的多学科综合治疗,不可否认的是,以上各种因素均给临床治疗决策带来困难。因此,个体化治疗在所难免。显然,首诊科室根据自己熟悉的治疗方式进行治疗未必合理或适得其反。无论是以治愈为目的的患者,或是为了延长患者生存期,提高生活质量的晚期患者,都需要医师在规范化综合治疗的前提下,依据治疗目标制订个体化治疗计划,使患者从各项治疗中获益。我们的建议如下。

（1）治疗软组织肉瘤从认识其病理类型开始：由于软组织肉瘤的复杂性,病理诊断需要依据手术后标本的最终诊断,建议请有经验的软组织肉瘤病理专家复核,明确病理分型后再制订详细的治疗计划。

（2）根据预立治疗目标制订治疗计划：无论同种或不同种病理类型患者均有不同分期、年龄、KPS评分等,导致了不同的治疗目标。因此,本着让患者获益的原则,开始治疗前需要明确治愈或延长生存的预立治疗目标，合理、有计划地应用各种治疗手段，以期使各项治疗计划能够发挥协同作用。

（3）综合治疗计划需要考虑合理性：以化疗和靶向治疗为主的内科治疗有较好的重复性，手术和放射治疗有良好的局部控制性，但各治疗手段均有局限性。合理的综合诊疗计划是依据患者的实际情况，使用全身与局部治疗联合或序贯，如化靶联合序贯手术或与放疗联合等。

（4）治疗计划需要考虑生物学特性：软组织肉瘤有 50 余种亚型和 G1～G3 分级，生物学行为差异很大，对化、放疗的敏感性亦不同。临床治疗宜顺势而为，原则上 G3 患者需要在化疗的辅助下开展局部治疗。局限期 G1、G2 患者局部治疗即可，不出现远处转移则不使用化疗或靶向治疗。

（姚　阳　戴尅戎）

（二）治疗方式

外科治疗

手术切除是软组织肉瘤的重要治疗手段。对于早期或低度恶性软组织肉瘤而言，单纯手术治疗即可彻底切除肿瘤，达到治愈目的；对于不能彻底切除的肿瘤或转移性肿瘤而言，减瘤手术依然是综合治疗的重要组成部分。

手术方式的选择主要取决于肿瘤的病理类型、原发或转移、临床分期（包括大小、部位、边界等）以及患者自身状况等多方面的因素，其中肿瘤边界的判断尤为重要。临床治疗为实现切缘阴性的目标，建议整块切除包括肿瘤确切边缘及其以外 1～2 cm 内的所有组织。虽然，软组织肉瘤安全外科边界的范围受肿瘤周围正常组织类型、解剖结构和重要器官的影响,但至少应该切除包括连续完整的环绕肿瘤的正常组织,或具有阻止肿瘤局部侵袭的天然屏障。高级别软组织肉瘤在术后功能恢复与安全边界发生矛盾时,通常以牺牲部分功能为代价。外科手术的设计取决于这些正常组织的"质量",如深筋膜的自然抗侵袭性明显优于疏松结缔组织。

术前对于原发性软组织肉瘤边界的确定主要依赖于影像学检查,如 CT 及 MRI 等。此外,FDG - PET 检查在临床中的广泛运用,对于肿瘤性质的判断及患者全身情况的评估也起到了重要作用。软组织肉瘤也可出现远处脏器的转移,以肺、肝为最常见,其中肢体肉瘤出现肺转移多见,胃肠道来源的软组织肉瘤常出现肝转移。对于此类患者,如病情允许,施行转移灶的完整切除依然有利于延长患者生存期。

不规范的手术操作及缺乏安全的外科边界,是术后复发的关键愈后因素,诸多人为因素,特别是不具备手术治疗软组织肉瘤经验者操作时,往往会导致:①术前对肿瘤良、恶性和外科边界估计不足,需要非计划再次手术;②人为破坏肿瘤包膜不能完整切除肿瘤;③活检穿刺道不包括在手术切除的范围内;④手术中反复挤压肿瘤组织等导致局部高复发率甚至人为的远处转移。

规范的手术操作建议:①术前基于病理和 MRI 等资料的仔细的手术计划,设计最佳瘤体取出路径和重建所需的技术准备;②将活检道与肿瘤作为一个整体同时切除;③直视下必须努力获得安全边界,必要时可以同期进行两个方向的显露,如躯干、骨盆的软组织肉瘤;④误入肿瘤时,无论是否达到肿瘤实质,均应立即严密缝合并扩大切除;⑤贴肿瘤面切除时需要特别标记,并在术后获取切源信息;⑥切除的标本必须标记极相,并要求病理医生出具边缘是否残留的评价报告;⑦肢体位置较深的高级别软组织肉瘤尽量间室切除或间隙切除;⑧对于化疗敏感的高级别肿瘤,术前评估难以达到安全的外科边界时,可以请肿瘤内科会诊行新辅助化疗,直至获取可能的安全边界。

非计划再次手术是指软组织肉瘤患者在第 1 次手术时因各种原因导致肿瘤残留（R1～R2 切除），或切缘未达到安全外科边界，需接受计划外再次手术。计划外再次手术时，肿瘤大多已不存在，可以将手术部位周围的瘢痕组织看作是反应层来评定，依照原发肿瘤的病理学特征，遵循上述普遍性治疗原则，再次手术。

软组织肉瘤手术不必像上皮性肿瘤一样，需要进行常规清扫区域淋巴结。对于容易发生淋巴结转移的透明细胞肉瘤、上皮样肉瘤、血管肉瘤、胚胎型横纹肌肉瘤和未分化肉瘤等，应常规检查淋巴结，如影像学怀疑有淋巴结转移，应在切除原发肿瘤的同时行区域淋巴结清扫术，术后病理学检查证实区域淋巴结转移或侵及包膜外者需要补充放疗。

在明确肿瘤组织病理学诊断的基础上，需要制订完善的术前治疗计划：术前新辅助化疗及放疗等综合治疗手段可以为 R0 切除带来帮助。对于化疗敏感的高级别类型的肿瘤，术前新辅助化疗及放疗等不仅可有效控制肿瘤进展，使肿瘤与周围正常组织间的边界更为清晰，甚至可以使肿瘤缩小、降期，从而获得相对安全的外科边界，使得原本无法手术切除的患者获得手术机会，原本无法完整切除的肿瘤可以完整切除。此外，合适的新辅助化疗有可能减少患者远处转移的机会。

但需要注意的是，对于新辅助化疗及放疗等综合治疗手段需要全面评估、谨慎选择。尽管综合治疗有时可以使患者获益，赢得手术机会，但同样可能影响患者全身状况及手术部位局部软组织情况，使得患者无法耐受手术或出现术后切口不愈合、延迟愈合以及瘢痕形成等并发症。对于累及脊柱的软组织肉瘤，由于往往伴有神经功能方面的异常，通常需要尽快手术，对术前新辅助放、化疗等措施需要充分评估患者的获益，以免造成脊髓神经的不可逆损伤。

（肖建如　郝永强）

放射治疗

手术是软组织肉瘤治疗最主要的方法,然而,单纯手术治疗后的局部复发率较高,高分期的软组织肉瘤术后局部复发率为40%～50%。软组织肉瘤局部复发后的治疗手段较为有限,且挽救治疗后疗效不及首次治疗。随机临床研究结果证实,原发于四肢的软组织肉瘤完成手术继以放射治疗后,患者的预后同截肢术后类似[1]。长久以来,放射治疗是提高四肢与躯干等部位软组织肉瘤术后局部控制的有效辅助治疗手段。对于因肿瘤体积、位置或其他原因无法切除,或因自身原因无法接受手术的患者,放射治疗也是软组织肉瘤积极或根治性治疗的最常用的治疗方法。然而,软组织肉瘤病理类型和发病部位具多样性,不同类型和部位的软组织肉瘤的生物学行为显著不同。因此,软组织肉瘤的放射治疗具有高度复杂性。

1. 放射治疗的技术　放射治疗可大致分为外放射治疗和近距离放射治疗。当前用于软组织肉瘤治疗的放疗技术主要包括:

(1) 常规光子放射治疗:基于光子射线的外放射治疗(即外照射)长久以来是软组织肉瘤治疗的最主要的放射治疗技术。当前常规外放射治疗技术通常基于治疗部位的三维影像学资料(如 CT、MRI 等),在放疗计划制订时通常需勾画靶区并采用多野照射。采用模拟机定位的单野或多野治疗技术,即二维放射治疗目前已经较少用于肿瘤(包括身体各部位的软组织肉瘤)的根治性或辅助治疗,但在肿瘤姑息治疗中仍有应用。未采用调强技术(intensity-modulated radiation therapy, IMRT)的三维适形光子放射治疗(3-dimentional conformal radiation therapy, 3D-CRT)仍归于常规放疗技术。

(2) 调强光子放射治疗:IMRT 是精确的肿瘤放射治疗技术,可针对靶区的三维形态及靶区内(或周围)正常组织器官的具体解剖关系,对射线束流进行强度调节。IMRT 通常需多角度入射射线。IMRT 的每个照射野内剂量分布不均匀,但多个射野整合后,整个靶区体积内剂量分布较常规照射技术更为适形且剂量分布均匀。随着 IMRT 技术应用的普及,在肿瘤照射剂量提升的同时,可更好地保护周围正常组织器官,提高治疗增益比(therapeutic ratio)。目前,IMRT 是软组织肉瘤尤其是毗邻重要危及器官(organs at risk, OAR)肿瘤的首选光子治疗技术。

（3）粒子射线放射治疗(particle radiation therapy):基于带电粒子(如质子或碳离子)射线的放射治疗。质子重离子射线放射治疗因其特有的物理学特性,在入射人体后能量释放较低,而在其射线末端形成一个能量释放峰(Bragg 峰),其后能量释放骤降至几近为 0。因其能量释放精准性和良好的剂量分布,质子重离子射线放射治疗是目前最精确的放疗技术,可最大程度避免肿瘤周围正常组织的高剂量照射,极大地减少放疗毒性反应。此外,质子重离子射线具有较高的相对生物学效应,其较低的氧增强比、不依赖细胞周期与致 DNA 双链断裂比例高等多项放射生物学特征,对放疗抵抗的软组织肉瘤肿瘤类型的杀伤作用更强、更为有效。质子射线放射治疗的相对生物效应(relative biological effectiveness, RBE)与光子相同;碳离子放射治疗的剂量需根据设备的生物学模型确定。

（4）术中放射治疗(intraoperative radiation therapy, IORT):手术中切除恶性肿瘤组织后,对于无法完全切除或非根治性切除的肿瘤,使用术中放射治疗设备(目前多基于电子线)给予残留肿瘤及复发或转移高危区域的放射治疗。IORT 通常采用单次大剂量照射。IORT 的优势在于手术中可直接观察肿瘤组织并制订照射范围,可通过外科手段充分暴露照射靶区并移开需保护的脏器。另外,基于电子线 IORT 靶区深部的正常组织受照射量较低。术中放射治疗在软组织肉瘤治疗中主要用于腹膜后软组织肉瘤的治疗,在头颈软组织肉瘤治疗中作用有限。

（5）后装近距离放射治疗：近距离放射治疗（brachytherapy）将放射源放置于肿瘤靶区内部或附近,给予靶区剂量集中且范围精确的照射。近距离放疗是最早用于肿瘤治疗的放疗技术,通常可依据治疗靶区放射源的放置方式、肿瘤照射的剂量率及照射持续时间分类,如组织间插植（interstitial）或腔内（intracavitary）近距离放疗,低剂量率（low dose-rate, LDR）或高剂量率（high dose-rate, HDR）近距离放疗、短期（如后装系统）或永久（如粒子植入）近距离放疗等。因治疗的安全性和近距离放疗后装治疗机的普及,目前最常用于软组织肉瘤治疗的近距离放疗技术为 HDR 后装近距离放疗（如采用铱-192 放射源）。美国近距离放射治疗学会的专家共识推荐,单一近距离放射治疗可用于局部复发危险度较低的软组织肉瘤患者的术后辅助治疗,或曾接受放射治疗的复发软组织肉瘤患者。高危患者因近距离放射治疗可能无法完全覆盖靶区,故通常需作为加量治疗与外照射联合使用。

（6）放射性粒子植入治疗：属永久性近距离放疗,通过对肿瘤体内植入放射性粒子（如碘-125 或钯-103）给予肿瘤较高剂量的局部治疗。因每一粒子的射线的有效距离较短,故通常对大体积肿瘤需使用较多放射性粒子。因放射性粒子半衰期较长（如常用的碘-125 半衰期为 60 天）,若短时间内肿瘤因高剂量照射出现体积缩小,可能造成粒子尤其是肿瘤体外侧部分的放射性粒子的位移,伤及周围器官组织。因此,粒子植入治疗不建议常规用于根治性临床治疗或术后辅助治疗,尤其是头颈部和腹膜后肿瘤的治疗。

2. 放射治疗的分类　根据不同的治疗目的,放射治疗可分为根治性、辅助性和姑息性放射治疗。辅助放射治疗根据同手术治疗的联合应用的时机,分为术前和术后辅助治疗。放射治疗同化学治疗联合的时机通常需根据肿瘤的化疗敏感性确定。较常见的软组织肉瘤病理类型中,横纹肌肉瘤属于化疗敏感分型,故患者通常需接受化疗后采用放射治疗。

（1）术前放射治疗：目的在于杀灭肿瘤及周围的亚临床病灶，提高手术后的肿瘤局部控制率，或减少肿瘤负荷（体积）以期提高肿瘤的完全切除概率。术前放射治疗的临床靶区（clinical target volume，CTV）范围通常仅包括影像学检查（增强 MRI，T1-weighted）显示的肿瘤体积（gross tumor volume，GTV）外放边界。CTV 的具体制订方法见各部位软组织肉瘤放射治疗部分；在 CTV 基础上外放边界（通常需根据各放疗中心的摆位误差）形成计划靶区（planning target volume，PTV）。术前光子或质子射线放射治疗的剂量根据肿瘤部位确定：四肢躯干与腹膜后的软组织肉瘤的术前放射治疗剂量通常为 50 Gy（RBE），有经验的中心可考虑采用 SIB 技术加量照射。完成术前放射治疗的患者若手术为 R1/R2 切除，则术后需接受加量照射至根治性放疗剂量。头颈软组织肉瘤的术前放射治疗目前不常规推荐。但若采用，剂量在考虑 OAR 的限量后介于 60～70 Gy（RBE），即采用根治性治疗策略。术前放射治疗均建议采用常规分割［1.8～2.0 Gy/（次•日），每周照射 5 次］照射。重离子放射治疗用于术前放射治疗目前尚无循证依据的支持。

（2）术后辅助放射治疗：术后辅助放射治疗的适应证取决于肿瘤的分期和肿瘤切除程度。对肿瘤分期为Ⅰ期（第七版 AJCC 分期）的 R0 术后但近切缘（close margin）、分期≥Ⅱ期（第七版 AJCC 分期）以及 R1/R2 切除的软组织肉瘤患者，一般建议辅助放射治疗（除腹盆腔及腹膜后肿瘤外）。辅助放射治疗的范围通常需基于术前肿瘤的解剖学特征"重建"GTV，并根据手术后周围结构的具体情况确定 CTV。因此，软组织肉瘤术后辅助放射治疗的靶区制订较为复杂，不同部位肿瘤的差异较大。辅助放射治疗的总剂量，根据手术切缘的状况通常为 60～66 Gy（RBE），采用常规分割。对肿瘤未获完全切除（R2）的患者，通常需给予肿瘤病灶的根治性剂量的照射（见"根治性放射治疗"部分）。

（3）根治性放射治疗：适应证主要包括无法手术切除或 R2 术后的软组织肉瘤患者。通常根治性放射治疗所需的照射剂量较高。基于光子或质子射线放射治疗的常规分割照射剂量通常需达 70 Gy（RBE）。然而，对于大多数非四肢和头颈部软组织肉瘤患者而言，放疗剂量通常受限于周围 OAR（如腹膜后软组织肉瘤的放射治疗剂量通常受制于小肠、肾脏等脏器），因此无法接受根治性放射治疗。

（4）姑息性放射治疗：对无法接受根治性治疗的患者（例如无法切除的腹膜后或已经出现远处转移的软组织肉瘤患者），姑息性放射治疗可减少或延缓肿瘤引起的症状。姑息性放射治疗的剂量通常需考虑肿瘤控制及肿瘤周围 OAR 的耐受剂量。

3. 常见部位软组织肉瘤的放射治疗　软组织肉瘤的较常见的发病部位包括四肢躯干（～65%）、内脏器官（～20%，多为胃肠道间质瘤）、腹膜后（～15%）和头颈部（～10%）。放射治疗在内脏器官软组织肉瘤的治疗中应用有限。

（1）四肢躯干：随机研究结果显示，四肢或躯干的高级别软组织肉瘤在完成手术切除后，辅助放射治疗可提高肿瘤的局部控制率[2]，但未提高患者的总生存率。术后近距离放射治疗同样可提高四肢躯干的高级别软组织肉瘤的局部控制率[3]。

1）适应证：四肢躯干软组织肉瘤的放射治疗采用基于光子或粒子射线的调强放射治疗。对肿瘤为高级别（G2～3）、深部、>5 cm 或 R1 切除（无法再次手术获取 R0 切除）的患者，经多学科讨论后，可考虑行术后放疗；对肿瘤为高级别（G2～3）、深部、>5 cm 或特殊部位预计无法获得满意切缘（特别是对放疗敏感的黏液样/圆细胞型脂肪肉瘤）的患者，经多学科讨论后，可考虑行术前放疗。

2）术前放疗的靶区定义及照射范围：术前放疗的 GTV 为增强MRI（T1 weighted）可见肿瘤，不包含肿瘤周围的水肿区域（T2 weighted MRI）。CTV 由 GTV 沿头脚方向外放 4 cm，轴向外放 1.5 cm 形成。CTV 需包括肿瘤周围水肿，但不超越发病肌肉的筋膜及邻近的骨。PTV 由 CTV 外放 1 cm 形成。

若手术后病理显示为近切缘或伴肿瘤残留，则还需给予局部加量（boost）放射治疗。加量放射治疗的临床靶区及治疗技术同术后放射治疗。

3）术前放疗的照射剂量：术前放疗的剂量建议 50 Gy（RBE），采用常规分割。若需加量放射治疗，剂量同术后辅助放疗的加量照射（表1）。

4）术后放疗的靶区定义及照射范围：术后放疗的靶区制订需借助术前影像学检查（尤其是增强 MRI）以确定术前病灶范围。放射治疗通常分成两个阶段，即选择性（elective）照射阶段及加量（boost）照射阶段。术后放疗通常无可见或无完整的 GTV。选择性照射 CTV（CTV$_{elect}$）基于参考术中放置标记所确定的手术范围以及术前 MRI 所见肿瘤的集合体积。CTV$_{elect}$ 沿头脚方向外放 4 cm，轴向外放 1.5 cm 形成，但无需超越发病肌肉的筋膜及邻近的骨。加量照射 CTV（CTV$_{boost}$）基于同样的集合体积，沿头脚方向外放 2 cm，轴向外放 1.5 cm 形成。PTV 均由 CTV 外放 1 cm 形成。

5）术后放疗的照射剂量：若采用光子或质子射线放射治疗，选择性照射阶段的剂量为 50 Gy（RBE），采用常规分割。加量照射阶段的剂量建议见表1。采用 IMRT（包括调强粒子射线）技术，两个阶段的照射可采用同期加量（simultaneous integrated boost，SIB）技术。

表1　软组织肉瘤术后加量放射治疗的剂量［单位：Gy（RBE）］

放射治疗技术	切缘状况		
	阴性	近切缘或 R1 切除	R2 切除（肿瘤残留）
外放射治疗	10～16*	16～18	20～26
近距离放疗（高剂量率）	—	14～16	不建议
近距离放疗（低剂量率）	—	16～20	不建议

注：*术前放疗后若手术切缘为阴性，无需加量放射治疗。

高级别软组织肉瘤全切手术后若仅采用后装近距离放射治疗，可采用每次 3.6 Gy，每日 2 次，共 10 次的高剂量率近距离治疗。若采用低剂量率近距离放疗，可于 4～6 日内完成 42～45 Gy 的治疗。照射范围为术前 GTV 外放 2 cm。

（2）头颈部软组织肉瘤：头颈部软组织肉瘤仅占所有肉瘤患者的不及 10%，但因肿瘤通常邻近重要组织器官，故难以完成肿瘤全切而预后较差。放射治疗是头颈部软组织肉瘤治疗的重要组成。对于可完成手术切除的患者而言，手术继以辅助放疗可提高肿瘤的局控率[4-9]。然而，头颈部软组织肉瘤的辅助放射治疗对患者的总生存率的影响目前尚无定论[10,11]。头颈部肉瘤采用术前放疗虽然可能因较低的照射剂量和较小的照射体积而减少远期毒性反应[12]，但尚无直接比较头颈部软组织肉瘤术前或术后放射治疗疗效的研究。目前头颈部肉瘤不建议常规采用术前放射治疗。

1）适应证：头颈部软组织肉瘤通常建议术后采用基于光子或粒子射线的辅助调强放射治疗。目前建议ⅠA～ⅠB 期未获得安全切缘者接受术后放疗；对完成手术的Ⅱ期（第七版 AJCC 分期）或以上的头颈部肉瘤患者，均建议术后放疗[13]。对无法手术者，应考虑根治性剂量的放射治疗[14]。若放射治疗后肿瘤达部分缓解并可接受手术，建议放疗后继以根治目的的手术切除。然而，头颈部肉瘤不建议常规采用术前放射治疗。

2）放射治疗的范围：头颈部软组织肉瘤的放射治疗范围根据肿瘤的累及范围及手术切除程度差异较大。对鼻腔、上颌窦、筛窦、眼眶等淋巴引流不丰富的区域，基于原发肿瘤的 CTV 区（CTV$_{GTV}$）应包括 GTV 及瘤床外放 0.5 cm 安全边界；对复发高危 CTV 区（CTV$_{high-risk}$）应包括 GTV 及瘤床外放 1.5～2.0 cm 边界，以及肿瘤累及部分的邻近解剖结构。

对淋巴引流丰富的区域（如鼻咽、口咽、口腔等），在上述照射范围以外，还建议行颈部淋巴结预防性放射。

在 CTV 基础上，根据各中心摆位误差等外放边界（通常为 3～5 mm）形成 PTV。

3）放射治疗的剂量：R1 切除后 CTV_{GTV} 辅助放射治疗剂量建议 ≥66 Gy（RBE）[15]，未切除或 R2 切除后辅助放射治疗的剂量建议同根治性放射治疗，CTV_{GTV} 剂量应≥70 Gy（RBE）。R0 切除后 CTV（及 $CTV_{high-risk}$）的辅助放射治疗剂量及 R1/R2 切除后的 $CTV_{high-risk}$ 剂量均建议 60 Gy（RBE）。颈部淋巴结预防性照射的剂量建议为 54～60 Gy（RBE）。头颈部软组织肉瘤放疗均采用常规分割。

（3）腹膜后：腹膜后肉瘤约占软组织肉瘤的 15%[16]。手术切除是患者获得潜在治愈机会的最佳方法，但术后局部复发率高达 50%～80%[17]。目前，放疗在腹膜后肉瘤中的作用仍未明确。虽然回顾性研究的结果提示术后放疗可能降低局部复发率，但放疗相关的晚期毒性反应率较高[18,19]。由于术前放疗的靶区位置明确，照射剂量较术后放疗低，原发肿瘤可阻隔放射敏感小肠使其远离腹膜后区域，有利于减少放疗的毒性反应，因此近年来更倾向于对腹膜后肉瘤患者进行术前放疗。然而，术前放疗虽可改善脂肪肉瘤患者的 3 年腹部无进展生存率，但在全组腹膜后肉瘤患者中未提供获益[20]。此外，鉴于术后放疗可预计的晚期毒性反应，不宜开展比较术前和术后放疗的随机对照临床研究。

1）适应证：可行大体肿瘤切除且无紧急手术指征（如肠梗阻等）的患者，可考虑术前放射治疗。目前临床上对 R0/R1 术后的患者不建议常规给予术后放射治疗。对无法切除或 R2 术后的患者，因肿瘤周围 OAR 的剂量限制，放射治疗通常仅为姑息治疗。

2）术前放疗的靶区定义及照射范围：

ⅰ 肿瘤位于腹部（即髂嵴水平以上）：需采集 4DCT 图像。iGTV 为所有呼吸时相 GTV 总和。iGTV 外放 1.5 cm 形成 ITV，ITV 如与下述结构相重叠，应予以修正（腹膜后间室、骨、肾脏、肝脏：外放 0 mm；肠道及气腔：外放 5 mm；皮下：3～5 mm）；如果肿瘤延伸至腹股沟管,iGTV 脚向外放 3 cm 形成 ITV。ITV 外放 5 mm 形成 PTV(如有容积成像的 IGRT),ITV 外放 9～12 mm(根据各中心摆位误差等)形成 PTV(如无容积成像的 IGRT)。

ⅱ 肿瘤位于盆腔(即髂嵴水平以下):无需采集 4DCT 图像。GTV 外放 1.5 cm 形成 CTV,CTV 如与下述结构相重叠,应予以修正(同上);若肿瘤延伸至腹股沟管,GTV 脚向外放 3 cm 形成 CTV。CTV 外放 5 mm 形成 PTV(如有容积成像的 IGRT),CTV 外放 9～12 mm 形成 PTV(如无容积成像的 IGRT)。

3)术前放疗的照射剂量:建议 50 Gy(RBE),采用常规分割。对于阳性切缘可考虑行术中放疗,R1 切除的剂量为 10～12.5 Gy(RBE),R2 切除为 15 Gy(RBE)。腹膜后软组织肉瘤患者完成术前放疗及手术后,通常不建议采用术后外照射加量放疗,仅在高度选择的患者考虑外照射加量放疗,R1 切除的剂量为 16～18 Gy(RBE),R2 切除为 20～26 Gy(RBE)。在有经验的专科中心,考虑在 CTV 45～50 Gy(RBE)常规分割照射的基础上,对预计术后可能的高危阳性/近切缘部位采用 SIB 技术加量至 57.5 Gy(RBE)/25 次(术后不再行加量照射)。

4)姑息性放疗的照射剂量:建议 45～50 Gy(RBE),常规分割(根据 OAR 的剂量限制决定)。

(陆嘉德)

参考文献

[1] Rosenberg S A, Tepper J, Glatstein E, et al. The treatment of softtissue sarcomas of the extremities: prospective randomized evaluations of (1) limb-sparing surgery plus radiation therapy compared with amputation and (2) the role of adjuvant chemotherapy [J]. Ann Surg, 1982, 196: 305 - 315.

[2] Yang J C, Chang A E, Baker A R, et al. Randomized prospective study of the benefit of adjuvant radiation therapy in the treatment of soft tissue sarcomas of the extremity [J]. J Clin Oncol, 1998, 16(1): 197 - 203.

[3] Pisters P W, Harrison L B, Leung D H, et al. Long-term results of a prospective

randomized trial of adjuvant brachytherapy in soft tissue sarcoma [J]. J Clin Oncol, 1996, 14(3): 859 - 868.

[4] Tran L M, Mark R, Meier R, et al. Sarcomas of the head and neck. Prognostic factors and treatment strategies [J]. Cancer, 1992, 70(1): 169 - 177.

[5] Barker J L, Jr., Paulino A C, Feeney S, et al. Locoregional treatment for adult soft tissue sarcomas of the head and neck: an institutional review [J]. Cancer Journal, 2003, 9(1): 49 - 57.

[6] Tejani M A, Galloway T J, Lango M, et al. Head and neck sarcomas: a comprehensive cancer center experience [J]. Cancers, 2013, 5(3): 890 - 900.

[7] Galy-Bernadoy C, Garrel R. Head and neck soft-tissue sarcoma in adults [J]. European Annals of Otorhinolaryngology, Head and Neck Diseases, 2016, 133 (1): 37 - 42.

[8] Eeles R A, Fisher C, A'Hern R P, et al. Head and neck sarcomas: prognostic factors and implications for treatment [J]. British Journal of Cancer, 1993, 68(1): 201 - 207.

[9] Mendenhall W M, Mendenhall C M, Werning J W, et al. Adult head and neck soft tissue sarcomas [J]. Head & Neck, 2005, 27(10): 916 - 922.

[10] de Bree R, van der Waal I, de Bree E, et al. Management of adult soft tissue sarcomas of the head and neck [J]. Oral Oncology, 2010, 46(11): 786 - 790.

[11] Gil Z, Patel S G, Singh B, et al. Analysis of prognostic factors in 146 patients with anterior skull base sarcoma: an international collaborative study [J]. Cancer, 2007, 110(5): 1033 - 1041.

[12] O'Sullivan B, Gullane P, Irish J, et al. Preoperative radiotherapy for adult head and neck soft tissue sarcoma: assessment of wound complication rates and cancer outcome in a prospective series [J]. World Journal of Surgery, 2003, 27(7): 875 - 883.

[13] Bentz B G, Singh B, Woodruff J, et al. Head and neck soft tissue sarcomas: a multivariate analysis of outcomes [J]. Annals of Surgical Oncology, 2004, 11(6): 619 - 628.

[14] NCCN Clinical Practice Guidelines in Oncology, Soft tissue sarcoma [J/OL]. https://www.nccn.org/professionals/physician_gls/default.aspx# sarcoma. Accessed on April 29, 2019.

[15] Le Q T, Fu K K, Kroll S, et al. Prognostic factors in adult soft tissue sarcomas of the head and neck [J]. International Journal of Radiation Oncology, Biology, Physics, 1997, 37(5): 975 - 984.

[16] Porter G A, Baxter N N, Pisters PW. Retroperitoneal sarcoma: a population-based analysis of epidemiology, surgery, and radiotherapy [J]. Cancer, 2006, 106(7): 1610 - 1616.

[17] Swallow C J, Catton C N. Improving outcomes for retroperitoneal sarcomas: a work in progress [J]. Surg Oncol Clin N Am, 2012,21(2): 317－331.

[18] Gronchi A, Lo Vullo S, Fiore M, et al. Aggressive surgical policies in a retrospectively reviewed single-institution case series of retroperitoneal soft tissue sarcoma patients [J]. J Clin Oncol, 2009,27: 24－30.

[19] Ballo M T, Zagars G K, Pollock R E, et al. Retroperitoneal soft tissue sarcoma: an analysis of radiation and surgical treatment [J]. Int J Radiat Oncol Biol Phys, 2007,67: 158－163.

[20] Bonvalot S, Gronchi A, Pechoux C L, et al. STRASS (EORTC 62092): A phase Ⅲ randomized study of preoperative radiotherapy plus surgery versus surgery alone for patients with retroperitoneal sarcoma [J]. J Clin Oncol, 37, 2019 (suppl; abstr 11001).

内科治疗

在 20 世纪 70 年代之前,手术是治疗软组织肉瘤的主要方法,但是单纯手术治疗的局部复发率很高,特别是肿瘤巨大、位置深、病理高级别的软组织肉瘤术后 40%～50% 会出现局部复发,即使肿瘤局部控制良好,仍然有 50% 以上的软组织肉瘤患者会发生远处转移,且不能通过手术方法治愈,大多数发生远处转移的患者在 8～12 个月因疾病进展而死亡,另外有 10% 的患者初诊时已有转移,以肺转移最常见。因此,软组织肉瘤需要多学科综合治疗,内科治疗作为系统治疗手段,已逐渐成为软组织肉瘤综合治疗中重要的组成部分。

Ⅰ 化学治疗

化学治疗简称化疗,是采用细胞毒药物治疗恶性肿瘤的一种系统治疗方法,仍是当前软组织肉瘤最重要的内科治疗手段。不同病理类型软组织肉瘤化疗敏感性分级见附表 9。

根据不同的治疗目的,化疗可以分为根治性化疗与姑息性化疗;根据不同的治疗阶段,化疗可以分为术前新辅助化疗、术后辅助化疗、无法手术的局部晚期或转移性肿瘤的姑息性化疗等；根据不同的给药途径，化疗可以分为口服化疗、静脉化疗、动脉栓塞灌注化疗、隔离肢体热灌注化疗等。化疗可以与手术、放疗、分子靶向治疗、生物免疫治疗等不同的治疗方法联合使用，可以分为同步、序贯、交替等不同的联合方式。

1. 新辅助化疗　新辅助化疗或称诱导化疗，是指在手术或放疗前给予的化疗，如果治疗后肿瘤无法根治性切除，不称为新辅助化疗，仅仅是术前化疗。新辅助化疗包括静脉化疗、选择性动脉灌注化疗、隔离肢体热灌注化疗等方式。

（1）主要特点[1,2]：

1）有利于缩小肿瘤、降低分期、提高手术完整切除率和保肢率，更易获得 R0 切除和达到安全外科边界。

2）早期进行全身治疗有利于延缓肿瘤术后发生远处转移，但需要根据不同肿瘤的生物学行为而定。

3）通过影像学和术后病理标本肿瘤坏死率测定评估新辅助化疗的敏感性，有利于指导术后辅助化疗。

（2）适应证：软组织肉瘤的新辅助化疗始于 20 世纪 90 年代，目前已成为儿童横纹肌肉瘤、骨外骨肉瘤和尤因肉瘤的标准治疗。新辅助化疗不能给原发性腹膜后肉瘤患者带来生存获益，因此不常规推荐。成人其他类型软组织肉瘤的新辅助化疗国内外不同中心所报道的临床研究结果不一致，缺乏高级别循证医学证据支持，因此学界并无统一认识。一般而言，伴有以下情况者推荐新辅助化疗[3-9]，推荐方案：ADM±IFO 或 MAID。

1）肿瘤的化疗敏感性和生物学行为：

ⅰ　化疗相对敏感且容易全身播散：骨外骨肉瘤、尤因肉瘤、高级别未分化多形性肉瘤、间叶型和去分化型骨外软骨肉瘤、胚胎型和腺泡型横纹肌肉瘤、促结缔组织增生性小圆细胞肿瘤、滑膜肉瘤、黏液/圆细胞型脂肪肉瘤、子宫平滑肌肉瘤等。

ii 尤因肉瘤/骨外间叶型软骨肉瘤（2B 类）：局部治疗前常规推荐至少 9 周的联合化疗（1 类），推荐方案：

VAC(VCR＋ADM＋CTX)/IE(IFO＋VP－16)（1 类）

VAI(VCR＋ADM＋IFO)（2A 类）

VIDE(VCR＋IFO＋ADM＋VP－16)（1 类）

iii 骨外骨肉瘤/高级别未分化多形性肉瘤（2B 类）/骨外去分化软骨肉瘤（2B 类）：推荐高级别髓内和表面骨肉瘤（1 类）、骨膜骨肉瘤（2A 类）新辅助化疗，推荐方案：

AP(ADM＋DDP)（1 类）

MAP(HD－MTX＋ADM＋DDP)（1 类）

MIAP(HD－MTX＋IFO＋ADM＋DDP)（2A 类）

IEP(IFO＋EPI＋DDP)（2A 类）

2）临床分期：最长径≥5 cm、高级别（G2 - 3)软组织肉瘤推荐新辅助化疗。

i 四肢、浅表躯干、头颈部软组织肉瘤Ⅰ期和Ⅱ期：不常规推荐新辅助化疗（2A 类）。

ii Ⅲ期手术切除后功能可接受：能够取得安全外科边界者可以不接受新辅助治疗（2A 类），也可以接受新辅助放疗（1 类）、新辅助放化疗（2B 类）或新辅助化疗（2B 类）。

iii Ⅲ期手术切除后功能缺失或原发肿瘤无法切除：放疗、放化疗、化疗、局部肢体治疗（2A 类）。

3）计划外、非规范性手术后准备行扩大切除术前、术后肿瘤局部复发准备再次手术前、已出现远处转移的患者准备接受原发或转移瘤手术前。

4）需要综合考虑患者的年龄、合并症、治疗意愿、经济状况等因素。

（3）隔离肢体热灌注化疗（HILP）：

1）HILP 不仅能使肿瘤局部获得更高的药物浓度，还可以利用局部热效应（38～39℃)进一步杀灭肿瘤细胞，提高肿瘤广泛切除率、增加保肢治疗的机会，至于 HILP 能否带来生存获益目前尚无法最终定论。HILP 的主要优点：

i 有利于药物通过供血动脉直接作用于肿瘤，比静脉化疗提高肿瘤局部血药浓度 4～6 倍。

ii 加速软组织肉瘤组织坏死、体积缩小、肿瘤血管闭塞以及形成假包膜，减少肿瘤与周围组织粘连，提高 R0 手术机会。

2）为了进一步提高疗效，HILP 也可联合静脉化疗、放疗等其他治疗手段，主要适应证[10,11]：

i PS 0～1 分。

ii G2～3 且肿瘤体积巨大。

iii 肿瘤与重要器官、血管神经关系密切，预期常规新辅助化放疗难以 R0 切除或取得安全外科边界。

iv 需要保肢的患者。

2. 辅助化疗 术后辅助化疗指肿瘤根治性手术或放疗后给予的化疗，理论上具有消灭亚临床病灶、减少或推迟局部复发和远处转移、提高治愈率和总生存率等优点。辅助化疗的原则：早期、足量、足疗程、多药联合、交替、规范化与个体化结合。

辅助化疗目前是儿童横纹肌肉瘤、骨外骨肉瘤和尤因肉瘤的标准治疗，辅助化疗不作为肢体软组织肉瘤、腹膜后肉瘤、隆突性皮肤纤维肉瘤、胃肠道间质瘤和子宫肉瘤的常规推荐，除非有利于提高肿瘤局部控制率和降低远处转移率，也不作为非规范化手术后的挽救治疗手段，ADM 单药或联合用药均可。成人其他类型软组织肉瘤的辅助化疗国内外不同中心所报道的临床研究结果不一致，缺乏高级别循证医学证据支持，因此学界并无统一认识。一般而言，术后复发转移风险越高的肿瘤，越有可能从辅助化疗中获益，伴有以下情况者推荐辅助化疗[12-15]：

（1）肿瘤的化疗敏感性和生物学行为：

1）化疗相对敏感且容易全身播散：骨外骨肉瘤、尤因肉瘤、高级别未分化多形性肉瘤、间叶型和去分化型骨外软骨肉瘤、胚胎型和腺泡型横纹肌肉瘤、促结缔组织增生性小圆细胞肿瘤、滑膜肉瘤、黏液/圆细胞型脂肪肉瘤、子宫平滑肌肉瘤等。

2）尤因肉瘤/骨外间叶型软骨肉瘤(2B类)：尤因肉瘤无论采用何种手术方式、无论切缘是否阳性，均推荐术后辅助化疗(1类)，推荐方案：

VAC(VCR＋ADM＋CTX)/IE(IFO＋VP－16)(1类)

VAI(VCR＋ADM＋IFO)(2A类)

VIDE(VCR＋IFO＋ADM＋VP－16)(1类)

3）骨外骨肉瘤/高级别未分化多形性肉瘤(2B类)/骨外去分化软骨肉瘤(2B类)：高级别骨膜骨肉瘤、高级别髓内和表面骨肉瘤广泛切除术后，无论切缘是否阳性、反应性好坏，均推荐术后辅助化疗(2A类)，推荐方案：

AP(ADM＋DDP)(1类)

MAP(HD－MTX＋ADM＋DDP)(1类)

MIAP(HD－MTX＋IFO＋ADM＋DDP)(2A类)

IEP(IFO＋EPI＋DDP)(2A类)

（2）临床分期：最长径≥5 cm、高级别(G2～3)、深部软组织肉瘤推荐辅助化疗。

1）四肢、浅表躯干、头颈部软组织肉瘤Ⅰ期和Ⅱ期：不常规推荐辅助化疗(2A类)。

2）Ⅲ期手术切除后功能可接受：

i 直接手术取得安全外科边界：推荐术后放疗(1类)或放疗＋辅助化疗(2B类)。

ii 术前放疗或放化疗后手术取得安全外科边界：推荐术后推量放疗±辅助化疗(2B类)。

iii 术前化疗后手术取得安全外科边界：推荐术后放疗(2A类)或放疗＋辅助化疗(2B类)。

3）Ⅲ期手术切除后功能缺失：推荐先期进行放疗、放化疗、化疗、局部肢体治疗（2A 类），后续手术结果如功能可接受并取得安全外科边界：

    i 术前未放疗：推荐术后放疗（2A 类）或放疗±辅助化疗（2B 类）。

    ii 术前已放疗：推荐术后推量放疗±辅助化疗（2B 类）。

  （3）手术未获得安全外科边界。

  （4）肿瘤局部复发再次切除术后或远处转移瘤切除术后。

  （5）需要综合考虑患者的年龄、合并症、治疗意愿、经济状况等因素。

  3. 姑息性化疗 对于无法手术切除的局部晚期或转移性软组织肉瘤，积极有效的化学治疗有利于减轻症状、延长生存期和提高生活质量。对于多线化疗失败已经证明很难从化疗中获益的患者，不推荐继续接受化疗。

  （1）一线化疗药物及方案：多柔比星（阿霉素，ADM）和异环磷酰胺（IFO）是软组织肉瘤化疗的两大基石，一线化疗方案推荐 ADM 75 mg/m^2 单药，每 3 周为一周期，不推荐增加 ADM 的剂量密度或序贯除 IFO 以外的其他药物[16-19]。

  表柔比星（表阿霉素，EPI）和聚乙二醇脂质体多柔比星（PLD）的不良反应，尤其是心脏毒性和血液学毒性均小于 ADM，但治疗软组织肉瘤的疗效并不优于 ADM[20]。因此，对于患心脏基础疾病不适合使用 ADM 及 ADM 已接近最大累积剂量的晚期软组织肉瘤患者一线使用 EPI 和 PLD，有 ADM 化疗失败者使用 PLD 获益的报道[21]。PLD 可作为血管内皮瘤、血管肉瘤、心脏肉瘤或既往接受蒽环类药物失败或心功能不全患者的任意一线药物，也可以联合 IFO，尤其对纤维瘤病较为有效。

  IFO 与 ADM 相比并无疗效和不良反应优势，对于无法耐受或拒绝蒽环类药物的患者，一线化疗可推荐 IFO 8～10 g/m^2 单药，每 3 周为一周期[22,23]。常规剂量无效时可采用高剂量 12～14 g/m^2 或 72 小时持续静滴方法治疗，尤其是针对滑膜肉瘤。

  与 ADM 单药化疗相比，ADM＋IFO 以及其他含 ADM 联合化疗尽管可以提高 RR 和 PFS，但也增加了不良反应，并未显示出总生存优势[24,25]，因此，不作为一线常规推荐。但对于需要通过化疗尽快减轻症状、缩小肿瘤为其他局部治疗手段创造机会的患者可以考虑AI 联合化疗，但需要注意 ADM 的心脏毒性和 IFO 的泌尿系毒性。

（2）二线化疗药物及方案：一线蒽环类药物治疗失败的患者，IFO 是标准的二线治疗。对于一线化疗已使用过 ADM＋IFO 者，PFS 超过 1 年及以上可以考虑重复使用，或加大单药剂量序贯给药或单药持续静脉滴注[26-29]。

1）一线化疗未用 ADM 和 IFO：ADM±IFO。

2）一线化疗曾用 ADM 或 IFO：ADM 和 IFO 两药可以互为二线。

3）GEM＋TXT、GEM＋DTIC、GEM＋VNR 作为二线联合化疗较单药有生存优势[30-32]。

4）曲贝替定

i 2007 年 9 月，欧洲药品评价局（The European Agency for the Evaluation of Medicinal Products，EMEA）批准曲贝替定单药 3 周方案（1.5 mg/m^2 civ 24 h，Q3w）用于治疗蒽环类药物和 IFO 治疗失败或不适合这些药物治疗的晚期软组织肉瘤患者，主要用于治疗晚期平滑肌肉瘤和脂肪肉瘤，尤其是黏液/圆细胞型脂肪肉瘤[33-35]。

ii 美国国立综合癌症网络（National Comprehensive Cancer Network，NCCN）软组织肉瘤临床实践指南（V.2.2016）开始推荐曲贝替定治疗非特殊病理类型软组织肉瘤和非多形性横纹肌肉瘤。

5）艾日布林

i 2016 年 1 月 28 日，美国 FDA 批准艾日布林治疗既往蒽环类药物为基础的方案化疗失败的无法手术切除的局部晚期或转移性脂肪肉瘤[36]。

ii 2016 年 2 月，日本厚生劳动省批准艾日布林治疗晚期软组织肉瘤。

iii NCCN 软组织肉瘤临床实践指南（V.2.2019）将艾日布林推

荐治疗晚期脂肪肉瘤（1类）和其他病理类型软组织肉瘤（2A类）。

（3）晚期软组织肉瘤主要化疗药物与推荐方案见附表10。

Ⅱ　分子靶向和免疫治疗

对于无法手术切除的晚期或转移性软组织肉瘤，内科治疗是最重要的姑息治疗手段，其中又以化疗应用最为常见，但以蒽环类药物和异环磷酰胺为基础的晚期软组织肉瘤一线化疗方案的总体疗效也并不令人满意。目前尚无标准二线方案，临床上主要根据不同病理学类型选择不同的二线化疗药物。近年来，软组织肉瘤的分子靶向和免疫治疗的研究进展迅速，在某些类型软组织肉瘤中显示出前所未有的治疗优势，为化疗失败、无法耐受或拒绝化疗的晚期软组织肉瘤患者提供了新的治疗选择[37,38]。

【分子靶向治疗】

1. 抗血管靶向药物

（1）多靶点小分子酪氨酸激酶抑制剂

1）培唑帕尼（pazopanib）：培唑帕尼是一种多靶点酪氨酸激酶抑制剂，以 VEGFR－1、VEGFR－2、VEGFR－3、PDGFR－α、PDGFR-β、FGFR-1、FGFR-3、c-Kit、Itk、Lck、c-Fms 为作用靶点。在 PALETTE 研究中，经蒽环类标准治疗失败的晚期软组织肉瘤患者 369 例，以 2∶1 分配至培唑帕尼或安慰剂组。与安慰剂相比，培唑帕尼显著延长患者的中位无进展生存期（4.6 个月 *vs*. 1.6 个月，$P<0.000\,1$）。2012 年 3 月 20 日，培唑帕尼被美国 FDA 获得批准用于化疗失败、转移性软组织肉瘤（不含 LPS 和 GIST）的二线治疗[39]，这是取得软组织肉瘤（非 GIST）治疗适应证的第一个分子靶向药物。培唑帕尼被美国 NCCN 软组织肉瘤临床实践指南推荐作为晚期软组织肉瘤的二线治疗药物（LPS 除外）（2A 类推荐）。培唑帕尼在中国大陆尚未取得软组织肉瘤治疗的适应证，其被 2019 年中国临床肿瘤学会（CSCO）软组织肉瘤诊疗指南推荐作为晚期或不可切除

STS 的二线治疗药物（LPS 除外）（1A 类证据，Ⅱ级推荐），作为晚期或不可切除 ASPS 的一线治疗药物（3 类证据，Ⅲ级推荐），作为孤立性纤维瘤（SFT）的二线治疗药物（3 类证据，Ⅲ级推荐）。

2）安罗替尼（anlotinib）：安罗替尼是一种多靶点小分子 TKI，主要抑制靶点包括 VEGFR、FGFR、PDGFR、c‐Kit 等。在安罗替尼治疗晚期软组织肉瘤的随机、双盲、安慰剂对照（2∶1）的多中心ⅡB 期研究中（ALTER0203），安罗替尼显著延长患者的 mPFS（6.27 个月 *vs.* 1.47 个月，HR＝0.33，P＜0.000 1）。2019 年 6 月 24 日，国家食品药品监督管理总局（CFDA）已正式批准盐酸安罗替尼胶囊（福可维®）用于治疗晚期软组织肉瘤，这是目前中国大陆首个获批的软组织肉瘤分子靶向药物，单药适用于腺泡状软组织肉瘤（ASPS）、透明细胞肉瘤（CCS）以及既往至少接受过含蒽环类化疗方案治疗后进展或复发的其他晚期软组织肉瘤患者的治疗[40]。2019 年 CSCO 软组织肉瘤诊疗指南推荐安罗替尼作为晚期或不可切除软组织肉瘤的二线治疗药物（2B 类证据，Ⅲ级推荐），作为晚期或不可切除 ASPS 的一线治疗药物（2B 类证据，Ⅱ级推荐）。

3）瑞戈非尼（regorafenib）：瑞戈非尼是一种抗 VEGFR 为主的多靶点酪氨酸激酶抑制剂，一项随机、对照的 Ⅱ 期研究（REGOSARC）显示，与安慰剂相比，瑞戈非尼对包括平滑肌肉瘤（LMS）、滑膜肉瘤（SS）等在内的软组织肉瘤均有较好的抗肿瘤作用，mPFS 显著延长，但对 LPS 的治疗效果有限[41]。因此，瑞戈非尼被美国 NCCN 软组织肉瘤临床实践指南推荐作为晚期软组织肉瘤的二线治疗药物（不含 LPS）（2A 级推荐），也被 2019 年 CSCO 软组织肉瘤诊疗指南推荐作为晚期或不可切除软组织肉瘤（LPS 除外）的二线治疗药物（2B 类证据，Ⅲ级推荐）。

4）阿帕替尼（apatinib）：阿帕替尼是一种新型多靶点小分子 TKI，可以高选择性地结合 VEGFR‐2 的 ATP 位点，从而抑制肿瘤血管生成。上海交通大学附属第六人民医院肿瘤内科姚阳教授牵头开展的一项"甲磺酸阿帕替尼片治疗化疗进展的软组织肉瘤的前瞻性、开放、单臂、多中心的探索性研究（Ahead－S301）"，截止到 2020 年 1 月 20 日，共入组 53 例，初步分析显示 ORR 18.75％、DCR 87.5％，m PFS 7.13 个月、m OS 24.67 个月，6 个月 PFSR 53.32％（95％ CI：37.76％～66.63％），OS＞20 个月受试者的主要病理类型是 ASPS 和 LMS。不良事件发生率 100％，3～4 级不良事件发生率 86.79％，最主要的不良反应是高血压（84.9％）和蛋白尿（73.6％）。研究结果显示，阿帕替尼二线治疗晚期软组织肉瘤安全有效，ASPS 和 LMS 的生存获益尤其显著。尽管阿帕替尼目前尚未取得国内外晚期软组织肉瘤的治疗适应证和相关学术指南的推荐，但根据众多临床研究的结果，本共识依然将其作为晚期软组织肉瘤化疗失败后可以选择的一种治疗药物。

5）其他药物：索拉非尼（sorafenib）、舒尼替尼（sunitinib）等。

（2）单克隆抗体：贝伐珠单抗（bevacizumab）：是一种针对 VEGF－A 亚型的重组人源化单抗，能结合并中和 VEGF 的活性，阻断其与 VEGFR 结合激活下游信号传导，从而产生抗肿瘤作用。目前，美国 NCCN 软组织肉瘤临床实践指南推荐贝伐珠单抗单药治疗血管肉瘤（2A 类推荐），联合替莫唑胺（TMZ）治疗孤立性纤维瘤/血管外皮细胞瘤（2A 类推荐）。2019 年 CSCO 软组织肉瘤诊疗指南推荐贝伐珠单抗联合化疗作为晚期或不可切除血管肉瘤的二线治疗（3 类证据，Ⅲ 级推荐），推荐贝伐珠单抗联合替莫唑胺（TMZ）作为晚期或不可切除恶性孤立性纤维瘤的二线治疗（3 类证据，Ⅲ 级推荐）。

2. 其他作用机制的靶向药物

（1）PDGFR 抑制剂：伊马替尼（imatinib）。

（2）ALK 抑制剂：克唑替尼（crizotinib）和色瑞替尼（ceritinib）。

（3）mTOR 抑制剂：西罗莫司（sirolimus）、依维莫司（everolimus）和替西罗莫司（temsirolimus）。

（4）CDK4 抑制剂：哌柏西利（palbociclib）。

（5）NTRK 抑制剂：拉罗替尼（larotrectinib）和恩曲替尼（Entrectinib）。

（6）CSF－1R 抑制剂：pexidartinib。

（7）EZH2 抑制剂：tazemetostat。

3. 特殊病理类型靶向药物推荐

（1）侵袭性纤维瘤病（aggressive fibromatosis，AF）：索拉非尼[42]和伊马替尼[43]（2A 类推荐）。

（2）孤立性纤维瘤/血管外皮细胞瘤（solitary fibrous tumor/hemangiopericyt-oma）：贝伐珠单抗＋替莫唑胺[44]、舒尼替尼[45]、索拉非尼[46]和培唑帕尼[47]（2A 类推荐）。

（3）血管肉瘤（angiosarcoma，AS）：索拉非尼[48]、舒尼替尼[49]和贝伐珠单抗[50]（2A 类推荐）。

（4）腺泡状软组织肉瘤（alveolar soft part sarcoma，ASPS）：安罗替尼[40]（2A 类推荐）、培唑帕尼[51]（2A 类推荐）、舒尼替尼[52]（2B 类推荐）。

（5）血管周上皮样细胞瘤（perivascular epithelioid cell tumor，PEComa）、复发的血管平滑肌脂肪瘤（angiomyolipoma，AML）和淋巴管平滑肌瘤病（lymphangioleiomyomatosis，LAM）：西罗莫司、依维莫司和替西罗莫司[53-55]（2A 类推荐）。

（6）ALK 基因融合的炎性肌纤维母细胞瘤（inflammatory myofibroblastic tumor，IMT）：克唑替尼[56]和色瑞替尼[57]（2B 类证据，Ⅱ级推荐）。

（7）隆突性皮肤纤维肉瘤（dermatofibrosarcoma protuberans，DFSP）：伊马替尼[58]（2A 类推荐）。

（8）NTRK 基因融合的晚期软组织肉瘤：拉罗替尼[59]和恩曲替尼[60]（2A 类推荐）。

（9）腹膜后高分化/去分化脂肪肉瘤（well-differentiated or

dedifferentiated liposarcoma，WD/DD-LPS）：哌柏西利（palbociclib）[61]（2A 类推荐）。

（10）恶性腱鞘巨细胞瘤（tenosynovial giant cell tumour，TGCT）/色素沉着绒毛结节性滑膜炎（pigmented villonodular synovitis，PVNS）：Pexidartinib[62]（I类推荐）和伊马替尼[63]（2A 类推荐）。

（11）上皮样肉瘤（epithelioid sarcoma，ES）：tazemetostat[64]（2A 类推荐）。

【免疫治疗】

肿瘤治疗已经进入免疫治疗的时代，尤其是免疫检查点抑制剂（immunological checkpoint inhibitor，ICI）（如抗 CTLA－4 单抗和抗PD－1/PD－L1 单抗）、肿瘤新型疫苗及过继 T 细胞治疗研究的不断深入，探索软组织肉瘤的免疫治疗成为近年来的研究热点。

SARC 028 是第一个探索 PD－1 单抗帕博利珠单抗（pembrolizumab）单药治疗骨与软组织肉瘤的多中心、前瞻性的 II 期研究，显示帕博利珠单抗对 UPS 和 DD－LPS 亚型较为敏感。随后的扩展队列研究显示帕博利珠单抗治疗 UPS 有较好的疗效[65]（2B 类推荐）。

在美国得克萨斯大学 MD 安德森癌症中心（MDACC）有关免疫治疗的 I 期研究中，接受帕博利珠单抗治疗的 4 例 ASPS 患者，2 例PR、2 例 SD，疗效持续 8～12 个月，显示帕博利珠单抗治疗 ASPS 可能较为敏感[66]（2B 类推荐）。

根据上述临床研究结果，帕博利珠单抗已被美国 NCCN 软组织肉瘤临床实践指南推荐作为晚期 UPS 和 ASPS 的治疗药物（2B 类推荐），被 2019 年 CSCO 软组织肉瘤诊疗指南推荐作为晚期或不可切除 UPS 和 ASPS 的二线治疗药物（3 类证据，III级推荐）。

【总结与展望】

目前，在某些特殊病理亚型中，软组织肉瘤的分子靶向治疗显示出一定的疗效，但总体情况并不乐观。一大批新的靶向药物的临床研究正在进行中，如选择性核输出蛋白抑制剂（selective inhibition of nuclear export，SINE）、MDM2 - p53 抑制剂、EZH2（enhancer of zeste homolog 2）抑制剂等。

晚期软组织肉瘤的免疫治疗总体尚不令人满意，免疫治疗的优势病理类型和预测疗效的最佳生物标记物均不十分明确，免疫治疗与化疗、放疗、抗血管靶向药物和其他作用机制的免疫药物的最佳联合方式，也需要进一步探索。

未来软组织肉瘤的分子靶向与免疫治疗，既要充分考虑到不同病理亚型的异质性，也要考虑到肿瘤微环境中肿瘤细胞、基质细胞与免疫细胞相互作用的复杂性，更要关注肿瘤患者的个体差异，制订更加科学、合理、规范的综合治疗方案，争取最佳生存获益。

（周宇红　孙元珏　姚　阳）

参考文献

[1] DeLaney T F, Spiro I J, Suit H D, et al. Neoadjuvant chemotherapy and radiotherapy for large extremity soft-tissue sarcomas [J]. Int J Radiat Oncol Biol Phys, 2003, 56(4): 1117 - 1127.

[2] Rosen G. Preoperative chemotherapy for soft tissue sarcomas: reinventing the wheel [J]. Skeletal Radiol, 2008, 37(7): 597 - 599.

[3] Kasper B, Kuehl E, Bernd L. Multimodality treatment in adult patients with high-risk soft-tissue sareanms [J]. The Chinese-German Journal of Clinical Oncology, 2006, 5(1): 2 - 7.

[4] Wendtner C M, Abdel-Rahman S, Krych M, et al. Response to neoadjuvant chemotherapy combined with regional hyperthermia predicts long-term survival for adult patients with retroperitoneal and visceral high-risk soft tissue sarcomas [J]. J Clin Oncol, 2002, 20(14): 3156 - 3164.

[5] Priebat D, Malawer M, Markan Y, et al. Clinical outcome of neoadjuvant intraarterial cisplatin and continuous intravenous infusion adriamycin for large high-grade unresectable/borderline soft tissue sarcomas of the extremities [J]. Proc Am Soc Clin Oncol, 1994, 13: 1648a.

[6] Grobmyer S R, Maki R G, Demetri G D, et al. Neo-adjuvant chemotherapy for primary high-grade extremity soft tissue sarcoma [J]. Ann Oncol, 2004, 15(11): 1667 - 1672.

［7］ Kraybill W G, Harris J, Spiro I J, et al. Phase Ⅱ study of neoadjuvant chemo-therapy and radiation therapy in the management of high-risk, high-grade, soft tissue sarcomas of the extremities and body wall: Radiation Therapy Oncology Group Trial 9514 ［J］. J Clin Oncol, 2006,24(4): 619 - 625.

［8］ Kraybill W G, Harris J, Spiro I J, et al. Long-term results of a phase 2 study of neoadjuvant chemotherapy and radiotherapy in the management of high-risk, high-grade, soft tissue sarcomas of the extremities and body wall: Radiation Therapy Oncology Group Trial 9514 ［J］. Cancer, 2010,116(19): 4613 - 4621.

［9］ Mullen J T, Kobayashi W, Wang J J, et al. Long-term follow-up of patients trea-ted with neoadjuvant chemotherapy and radiotherapy for large, extremity soft tis-sue sarcomas ［J］. Cancer, 2012,118(15): 3758 - 3765.

［10］ Grunhagen D J, de Wilt J H, Graveland W J, et al. Outcome and prognostic factor analysis of 217 consecutive isolated limb perfusions with tumor necrosis factor-α and melphalan for limb-threatening soft tissue sarcoma ［J］. Cancer, 2006, 106 (8): 1776 - 1784.

［11］ Taeger G, Grabellus F, Podleska L E, et al. Effectiveness of regional chemothera-py with TNF-alpha/melphalan in advanced soft tissue sarcoma of the extremities ［J］. Int J Hyperthermia, 2008,24(3): 193 - 203.

［12］ Tierney J F, Sylvester R J. Adjuvant chemotherapy for localised resectable soft tis-sue sarcoma of adults: meta-analysis of individual data ［J］. Lancet, 1997, 350 (9092): 1647 - 1654.

［13］ Figueredo A, Bramwell V H, Bell R, et al. Adjuvant chemo-therapy following complete resection of soft tissue sarcoma in adults: a clinical practice guideline ［J］. Sarcoma, 2002,6(1): 5 - 18.

［14］ Pervaiz N, Colterjohn N, Farrokhyar F, et al. A systematic meta-analysis of ran-domized controlled trials of adjuvant che-motherapy for localized resectable soft tissue sarcoma ［J］. Cancer, 2008,113(3): 573 - 581.

［15］ Frustaci S, Gherlinzoni F, De Paoli A, et al. Adjuvant chemotherapy for adult soft tissue sarcomas of the extremities and girdles: results of the Italian random-ized cooperative trial ［J］. J Clin Oncol, 2001,19(5): 1238 - 1247.

［16］ Maurel J, Lopez-Pousa A, de las Peñas R, et al. Standard-dose doxorubicin ver-sus sequential dose-dense doxorubicin and ifosfamide in patients with untreated advanced soft tissue sarcoma (ASTS): A GEIS Study ［J］. J Clin Oncol, 26, 2008 (May 20 suppl; abstr 10570).

［17］ Santoro A, Tursz T, Mouridsen H, et al. Doxorubicin versus CYVADIC versus doxorubicin plus ifosfamide in first-line treat-ment of advanced soft tissue sarco-mas: A randomized study of the European organization for research and treatment of cancer soft tissue and bone sarcoma group ［J］. J Clin Oncol, 1995, 13(7):

1531 – 1533.

[18] Lorigan P, Verweij J, Papai Z, et al. Phase Ⅲ trial of two in-vestigational sched-ules of ifosfamide compared with standard-dose doxorubicin in advanced or meta-static soft tissue sarcoma: A European organisation for research and treatment of cancer soft tissue and bone sarcoma group study [J]. J Clin Oncol, 2007,25(21): 3144 – 3150.

[19] Maurel J, López-Pousa A, de Las Peñas R, et al. Efficacy of sequential high-dose doxorubicin and ifosfamide compared with standard-dose doxorubicin in patients with advanced soft tissue sarcoma: An open-label randomized phase Ⅱ study of the Spanish group for research on sarcomas [J]. J Clin Oncol, 2009, 27(11): 1893 – 1898.

[20] Mouridsen H T, Bastholt L, Somers R, et al. Adriamycin versus epirubicin in ad-vanced soft tissue sarcomas. A randomized phase Ⅱ/phase Ⅲ study of the EORTC Soft Tissue and Bone Sarcoma Group [J]. Eur J Cancer Clin Oncol, 1987, 23 (10): 1477 – 1483.

[21] Judson I, Radford J A, Harris M, et al. Randomized phase Ⅱ trial of pegylated liposomal doxorubicin(Doxil®/Caelyx®) versus doxorubicin in the treatment of advanced or metastatic soft tissue sarcoma: a study by the EORTC Soft Tissue and Bone Sarcoma Group [J]. Eur J Cancer, 2001,37(7): 870 – 877.

[22] Verma S, Younus J, Stys-Norman D, et al. Meta-analysis of ifosfamide-based combination chemotherapy in advanced soft tissue sarcoma [J]. Cancer Treat Re-views, 2008,34(4): 339 – 347.

[23] Francis P. Worden, Jeremy M. G. Taylor, Janet S. Biermann, et al. Randomized phase Ⅱ evaluation of 6 g/m2 of ifosfamide plus doxorubicin and granulocyte col-ony-stimulating factor(G-CSF) compared with 12 g/m2 of ifosfamide plus doxoru-bicin and G-CSF in the treatment of poor-prognosis soft tissue sarcoma [J]. J Clin Oncol, 2005,23(1): 105 – 112.

[24] Judson I, Verweij J, Gelderblom H, et al. Doxorubicin alone versus intensified doxorubicin plus ifosfamide for first-line treatment of advanced or metastatic soft tissue sarcoma: a randomised controlled phase 3 trial [J]. Lancet Oncol, 2014, 15 (4): 415 – 423.

[25] Bramwell V H, Anderson D, Charette M L. Doxorubicin-based chemotherapy for the palliative treatment of adult patients with locally advanced or metastatic soft tissue sarcoma: a meta-analysis and clinical practice guideline [J]. Sarcoma, 2000,4(3): 103 – 112.

[26] Zalupski M, Metch B, Balcerzak S, et al. Phase Ⅲ comparison of doxorubicin and dacarbazine given by bolus versus infusion in patients with soft tissue sarco-mas: a Southwest Oncology Group study [J]. J Natl Cancer Inst, 1991,83(13):

926－932.

[27] Palumbo R, Palmeri R, Antimi M. Phase II study of continuous-infusion high-dose ifosfamide in advanced and/or metastatic pretreated soft tissue sarcomas [J]. Annals of Oncology, 1997, 8(11)： 1159－1162.

[28] Yalcin B, Pamir A, Buyukcelik A, et al. High-dose ifosfamide with hematopoietic growth factor support in advanced bone and soft tissue sarcomas [J]. Exp Oncol, 2004, 26(4)： 320－325.

[29] Meazza C, Casanova M, Luksch R, et al. Prolonged 14-day continuous infusion of high-dose ifosfamide with an external portable pump： feasibility and efficacy in refractory pediatric sarcoma [J]. Pediatr Blood Cancer, 2010, 55(4)： 617－620.

[30] Ebeling P, Eisele L, Schuett P, et al. Docetaxel and gemcitabine in the treatment of soft tissue sarcoma a single-center experience [J]. Onkologie, 2008, 31(1－2)： 11－16.

[31] García-Del-Muro X, López-Pousa A, Maurel J, et al. Randomized phase II study comparing gemcitabine plus dacarbazine versus dacarbazine alone in patients with previously treated soft tissue sarcoma： a Spanish Group for Research on Sarcomas study [J]. J Clin Oncol, 2011, 29(18)： 2528－2533.

[32] Dileo P, Morgan J A, Zahrieh D, et al. Gemcitabine and vinorelbine combination chemotherapy for patients with advanced soft tissue sarcomas： results of a phase II trial [J]. Cancer, 2007, 109(9)： 1863－1869.

[33] Samuels B L, Rushing D, Chawla P, et al. Randomized phase II study of trabect-edin(ET－743) given by two different dosing schedules in patients(pts) with leio-myosarcoma(LMS) or liposarcomas(LPS) refractory to conventional doxorubicin and ifosfamide chemotherapy [J]. J Clin Oncol, 2004, 22(14 Suppl)： Abstr 9000.

[34] Samuels B L, Tap W D, Patel S, et al. Trabectedin (Tr) as single agent for advanced soft tissue sarcomas (STS) failing standard of care： interim analysis of 1400 patients (pts) in an expanded access program study [J]. J Clin Oncol, 2010, 28(15 Suppl)： Abstr 10027.

[35] Samuels B L, Chawla S, Patel S, et al. Clinical outcomes and safety with trabect-edin therapy in patients with advanced soft tissue sarcomas following failure of prior chemotherapy： results of a worldwide expanded access program study [J]. Ann Oncol, 2013, 24(6)： 1703－1709.

[36] Schöffski P, Ray-Coquard I L, Cioffi A, et al. Activity of eribulin mesylate in patients with soft-tissue sarcoma： a phase 2 study in four independent histological subtypes [J]. The Lancet Oncology, 2011, 12(11)： 1045－1052.

[37] Yen C C, Chen T W. Next frontiers in systemic therapy for soft tissue sarcoma [J]. Chin Clin Oncol, 2018, 7(4)： 43.

[38] NCCN Clinical Practice Guidelines in Oncology, Soft Tissue Sarcoma, Version 3.

2019, August 16, 2019, www.nccn.org.

[39] van der Graaf W T, Blay J Y, Chawla S P, et al. Pazopanib for metastatic soft-tissue sarcoma (PALETTE): a randomised, double-blind, placebo-controlled phase 3 trial [J]. Lancet, 2012,379(9829): 1879 − 1886.

[40] Chi Y, Fang Z, Hong X, et al. Safety and efficacy of anlotinib, a multikinase angio-genesis inhibitor, in patients with refractory metastatic soft-tissue sarcoma [J]. Clin Cancer Res, 2018,24(21): 5233 − 5238.

[41] Mir O, Brodowicz T, Italiano A, et al. Safety and efficacy of regorafenib in patients with advanced soft tissue sarcoma (REGOSARC): a randomised, double-blind, placebo-controlled, phase 2 trial [J]. Lancet Oncol, 2016,17(12): 1732 − 1742.

[42] Gounder M M, Lefkowitz R A, Keohan M L, et al. Activity of Sorafenib against desmoid tumor/deep fibromatosis [J]. Clin Cancer Res, 2011, 17 (12): 4082 − 4090.

[43] Penel N, Le Cesne A, Bui B N, et al. Imatinib for progressive and recurrent aggres-sive fibromatosis (desmoid tumors): an FNCLCC/French Sarcoma Group phase Ⅱ trial with a long-term follow-up [J]. Ann Oncol, 2011,22(2): 452 − 457.

[44] Park M S, Patel S R, Ludwig J A, et al. Activity of temozolomide and bevacizumab in the treatment of locally advanced, recurrent, and metastatic hemangiopericytoma and malignant solitary fibrous tumor [J]. Cancer, 2011,117(21): 4939 − 4947.

[45] Stacchiotti S, Negri T, Libertini M, et al. Sunitinib malate in solitary fibrous tumor (SFT) [J]. Ann Oncol, 2012,23(12): 3171 − 3179.

[46] Valentin T, Fournier C, Penel N, et al. Sorafenib in patients with progressive malig-nant solitary fibrous tumors: a subgroup analysis from a phase Ⅱ study of the French Sarcoma Group (GSF/GETO) [J]. Invest New Drugs, 2013, 31 (6): 1626 − 1627.

[47] Ebata T, Shimoi T, Bun S, et al. Efficacy and safety of pazopanib for recurrent or metastatic solitary fibrous tumor [J]. Oncology, 2018,94(6): 340 − 344.

[48] Maki R G, D'Adamo D R, Keohan M L, et al. Phase Ⅱ study of sorafenib in pa-tients with metastatic or recurrent sarcomas [J]. J Clin Oncol, 2009, 27: 3133 − 3140.

[49] George S, Merriam P, Maki R G, et al. Multicenter phase tii Multiial. Multi. Multi/ pubmed/2400561nongastrointestinal stromal tumor sarcomas. J Clin Oncol, 2009, 27: 3154 − 3160.

[50] Agulnik M, Yarber J L, Okuno S H, et al. An open-label, multicenter, phase Ⅱ study of bevacizumab for the treatment of angiosarcoma and epithelioid heman-gioendotheliomas [J]. Ann Oncol, 2013,24(1): 257 − 263.

[51] Stacchiotti S, Mir O, Le Cesne A, et al. Activity of pazopanib and trabectedin in advanced alveolar soft part sarcoma [J]. Oncologist, 2018,23(1): 62 − 70.

［52］ Stacchiotti S, Tamborini E, Marrari A, et al. Response to sunitinib malate in advanced alveolar soft part sarcoma ［J］. Clin Cancer Res, 2009, 15 (3): 1096－1104.

［53］ Wagner A J, Malinowska-Kolodziej I, Morgan J A, et al. Clinical activity of mTOR inhibition with sirolimus in malignant perivascular epithelioid cell tumors: targeting the pathogenic activation of mTORC1 in tumors ［J］. J Clin Oncol, 2010,28 (5): 835－840.

［54］ Gennatas C, Michalaki V, Kairi P V, et al. Successful treatment with the mTOR inhibitor everolimus in a patient with perivascular epithelioid cell tumor ［J］. World J Surg Oncol, 2012,10: 181.

［55］ Benson C, Vitfell-Rasmussen J, Maruzzo M, et al. A retrospective study of patients with malignant PEComa receiving treatment with sirolimus or temsirolimus: the Royal Marsden Hospital experience ［J］. Anticancer Res, 2014, 34 (7): 3663－3668.

［56］ Butrynski J E, D'Adamo D R, Hornick J L, et al. Crizotinib in ALK-rearranged inflammatory myofibroblastic tumor ［J］. N Engl J Med, 2010, 363 (18): 1727－1733.

［57］ Shaw A T, Kim D W, Mehra R, et al. Ceritinib in ALK-rearranged non-small-cell lung cancer ［J］. N Engl J Med, 2014,370(13): 1189－1197.

［58］ Navarrete-Dechent C, Mori S, Barker C A, et al. Imatinib treatment for locally advanced or metastatic dermatofibrosarcoma protuberans: a systematic review ［J］. JAMA Dermatol, 2019,155(3): 361－369.

［59］ Doebele R C, Davis L E, Vaishnavi A, et al. An oncogenic NTRK fusion in a patient with soft-tissue sarcoma with response to the tropomyosin-related kinase inhibitor LOXO-101 ［J］. Cancer Discov, 2015,5(10): 1049－1057.

［60］ Demetri G D, Paz-Ares L, Farago A F, et al. Efficacy and safety of entrectinib in patients with NTRK fusion-positive tumours: pooled analysis of STARTRK-2, STARTRK-1 and ALKA-372-001-Presented at the European Society for Medical Oncology Meeting in Munich, Germany; October 12－23, 2018. Oral Presentation.

［61］ Dickson M A, Schwartz G K, Keohan M L, et al. Progression-free survival among patients with well-differentiated or dedifferentiated liposarcoma treated with CDK4 inhibitor palbociclib: a phase 2 clinical trial ［J］. JAMA Oncol, 2016,2(7): 937－940.

［62］ Tap W D, Gelderblom H, Palmerini E, et al. Pexidartinib versus placebo for advanced tenosynovial giant cell tumour (ENLIVEN): a randomised phase 3 trial ［J］. Lancet, 2019,394(10197): 478－487.

［63］ Cassier P A, Gelderblom H, Stacchiotti S, et al. Efficacy of imatinib mesylate for the treatment of locally advanced and/or metastatic tenosynovial giant cell tumor/pigmented villonodular synovitis [J]. Cancer, 2012,118(6)：1649－1655.

[64] Stacchitotti S, Schoffski P, Jones R, et al. Safety and efficacy of tazemetostat, a first-class EZH2 inhibitor, in patients with epithelioid sarcoma（NCT0261950）[J]. J Clin Oncol, 2019,37：11003.

[65] Tawbi HA, Burgess M, Bolejack V. et al. Pembrolizumab in advanced soft-tissue sarcoma and bone sarcoma（SARC028）: a multicentre, two-cohort, single-arm, open-label, phase 2 trial [J]. Lancet Oncol, 2017,18(11)：1493－1501.

[66] Groisberg R, Hong D S, Behrang A, et al. Characteristics and outcomes of patients with advanced sarcoma enrolled in early phase immunotherapy trials [J]. J Immunother Cancer, 2017,5(1)：100.

其他治疗

除了手术、放疗和内科治疗以外，近年来发展的其他局部治疗方法，如消融治疗和经导管动脉灌注化疗，在其他实体瘤治疗中发挥了较好的疗效。这两种治疗方法在软组织肉瘤的新辅助治疗和姑息治疗也有不少的尝试，部分病例从治疗中获得近期疗效，遗憾的是鲜有较高的远期疗效的循证医学依据。

1. 消融治疗 影像学引导下肿瘤消融技术在恶性肿瘤的综合治疗中发挥着重要作用，常用的消融技术可分为物理消融和化学消融两大类，常用的物理消融方法包括高强度聚焦超声（HIFU）、氩氦刀冷冻消融（CA）、射频消融（RFA）、微波消融（MWA）等，这些消融方法已广泛应用于肝癌、非小细胞肺癌、肾癌、胰腺癌、前列腺癌等实体肿瘤的治疗中，近年来也在软组织肉瘤的综合治疗中有越来越多地应用，取得了良好的近期疗效。

（1）高强度聚焦超声：HIFU 作为近年来兴起的微创治疗，其原理是通过体外发射超声波聚焦于局部的病变组织，使肿瘤组织的温度在短期内上升达 70～80 ℃，从而使细胞膜和蛋白质变性，发生凝固性坏死[1,2]。对于骨与软组织肉瘤，数项回顾性研究提示 HIFU 可以有效缓解临床症状（如肿胀及疼痛），控制局部病灶。已报道 HIFU 治疗有效的瘤种包括骨肉瘤[3-5]、尤因肉瘤[3]、软骨肉瘤[3]及滑膜肉瘤[3,6]等。MRI 具有良好的软组织分辨能力，可多序列多方位扫描，增强扫描能准确区分坏死与残留的组织，常用于 HIFU 治疗后疗效评价及随访[7-9]。

（2）氩氦刀冷冻消融：氩氦刀冷冻消融与微波消融、射频消融相比，具有消融边界清晰、无痛消融、可同时消融多个病灶等优点。由于直接破坏肿瘤组织，其产生的坏死细胞产物可刺激和诱导机体产生抗肿瘤免疫反应，可能抑制其他部位肿瘤生长[10]。国内外诸多文献都报道了冷冻消融治疗软组织肉瘤的疗效[11-14]，提示局部治疗软组织肉瘤有安全、有效、耐受性好、恢复快、可重复、冷冻范围可视等优点。

（3）射频消融：RFA 是一种微创的局部热损毁技术，RFA 系统主要由电发生器、电极针及皮肤电极组成。在影像设备导向下将电极针直接穿刺至病灶内，通电后射频电极针发出中、高频射频波，产生一个椭圆形高温区，从而使肿瘤组织脱水、干燥，继而产生凝固性坏死，起到灭活肿瘤组织的作用[15]。一项发表于 2018 年的Ⅱ期前瞻性临床研究证实了射频消融对常规治疗无效的复发难治性软组织肉瘤有积极的治疗价值，能显著控制局部肿瘤增长，改善症状及预后[16,17]。

（4）微波消融：微波消融属于局部热消融技术的一种，具有升温速度快、瘤内温度高、受碳化和血流影响小、消融范围大、操作简单、能实时监控等优点，在软组织肉瘤局部方面的应用尚属初级阶段，缺乏统一标准，医生的经验对治疗效果影响较大，对该技术的评估尚需大样本、多中心、前瞻性的随机研究来证实。

2. 经导管动脉灌注化疗（TAI）

（1）TAI 的分类：①经皮穿刺动脉选择性插管至肿瘤供血靶血管内注射化疗药物；②经皮下药泵注射化疗药物；③经导管动脉化疗栓塞术（TACE），可以达到常规静脉化疗难以取得的疗效[18]。

（2）TAI 局部治疗的优点：①可以实现静脉给药途径难以达到

的局部高血药浓度,动脉给药使大剂量的化疗药物直接作用于肿瘤部位,瞬间局部药物浓度可较静脉输注化疗高出 6 倍;②在保证肿瘤区域高血药浓度的同时,减少了全身使用化疗药物剂量,化疗的毒副作用明显减轻;③利用介入技术在肿瘤供血动脉内直接灌注药物,能克服部分静脉化疗无法通过的生理屏障;④通过留置在动脉内导管持续泵入定量药物,可反复多次注射,在肿瘤组织局部维持较高剂量化疗药物浓度。

作为软组织肉瘤多学科综合治疗的重要组成部分,介入栓塞治疗在缩小肿瘤、降低肿瘤分期、提高保肢率、减轻临床症状、提高生存质量方面均有一定作用[19],无论是在软组织肉瘤的新辅助治疗[20],还是姑息治疗方面[21,22]都有其应用价值。介入治疗的疗效取决于解剖部位、肿瘤组织血供、病理亚型等多个因素。一般来说,下肢较好,上肢次之;血供丰富的肿瘤,介入栓塞治疗效果较佳,反之疗效较差;对化疗不敏感的软组织肉瘤,其对介入栓塞化疗的效果可能也较差。

（沈　赞）

参考文献

[1] Al-Bataineh O, Jenne J, Huber P. Clinical and future applications of high intensity focused ultrasound in cancer [J]. Cancer Treat Rev, 2012, 38(5): 346 - 353.

[2] Jenne J W, Preusser T, Günther M. High-intensity focused ultrasound: principles, therapy guidance, simulations and applications [J]. Z Med Phys, 2012, 22 (4): 311 - 322.

[3] Singh V A, Shah S U, Yasin N F, et al. Magnetic resonance guided focused ultrasound for treatment of bone tumors [J]. J Orthop Surg (Hong Kong), 2017, 25 (2): 2309499017716256.

[4] Yu W, Tang L, Lin F, et al. High-intensity focused ultrasound: noninvasive treatment for local unresectable recurrence of osteosarcoma [J]. Surg Oncol, 2015, 24(1): 9 - 15.

[5] Li C, Wu P, Zhang L, et al. Osteosarcoma: limb salvaging treatment by ultrasonographically guided high-intensity focused ultrasound [J]. Cancer Biol Ther, 2009, 8(12): 1102 - 1108.

［6］ Hu X, Cai H, Zhou M, et al. New clinical application of high-intensity focused ultrasound: local control of synovial sarcoma ［J］. World J Surg Oncol, 2013, 11: 265.

［7］ Joo B, Park M S, Lee S H, et al. Pain palliation in patients with bone metastases using magnetic resonance-guided focused ultrasound with conformal bone system: a preliminary report ［J］. Yonsei Med J, 2015,56(2): 503 - 509.

［8］ Harding D, Giles S L, Brown M R D, et al. Evaluation of quality of life outcomes following palliative treatment of bone metastases with magnetic resonance-guided high intensity focused ultrasound: An international multicentre study ［J］. Clin Oncol (R Coll Radiol), 2018,30(4): 233 - 242.

［9］ Yeo S Y, Elevelt A, Donato K, et al. Bone metastasis treatment using magnetic resonance-guided high intensity focused ultrasound ［J］. Bone, 2015,81: 513 - 523.

［10］ Baust J G, Gage A A, Bjerklund Johansen T E, et al. Mechanisms of cryoablation: clinical consequences on malignant tumors ［J］. Cryobiology, 2014,68: 1 - 11.

［11］ Susa M, Kikuta K, Nakayama R, et al. CT guided cryoablation for locally recurrent or metastatic bone and soft tissue tumor: initial experience ［J］. BMC Cancer, 2016,16(1): 798.

［12］ Fan W Z, Niu L Z, Wang Y, et al. Initial experience: alleviation of pain with percutaneous CT-guided cryoablation for recurrent retroperitoneal soft-tissue sarcoma ［J］. J Vasc Interv Radiol, 2016,27(12): 1798 - 1805.

［13］ 金龙,李静,李肖,等.冷冻消融软组织肉瘤消融率的影响因素［J］.中国介入影像与治疗学,2018,15(6): 341 - 344.

［14］ 张永远,王猛,潘元威,等.CT引导氩氦刀冷冻消融治疗滑膜肉瘤的临床疗效初探［J］.介入放射学杂志,2018,27(4): 345 - 348.

［15］ 郑龙坡,蔡郑东.射频消融技术在骨肿瘤治疗中的应用［J］.国际骨科学杂志,2006,27(4): 220 - 224.

［16］ Sato T, Iguchi T, Hiraki T, et al. Radiofrequency ablation of pulmonary metastases from sarcoma: single-center retrospective evaluation of 46 patients ［J］. Jpn J Radiol, 2017,35(2): 61 - 67.

［17］ Hirbe A C, Jennings J, Saad N, et al. A phase Ⅱ study of tumor ablation in patients with metastatic sarcoma stable on chemotherapy ［J］. Oncologist, 2018,23 (7): e760-e776.

［18］ 李静,祝宝让,刁立岩,等.软组织肉瘤动脉介入化疗的疗效和影响因素分析［J］.北京医学,2018,40(12): 1114 - 1117.

［19］ 王苹芳.经导管动脉灌注化疗药物应用原则——中国肿瘤介入专家共识［J］.介入放射学杂志,2017,26(11): 963 - 970.

［20］ Cui Q, Li D, Liu S, et al. Clinical report of intra-arterial interventional chemotherapy for synovial sarcoma on limbs［J］. J Cancer Res Ther, 2016, 12(1):

73 - 76.

[21] Liu C, Cui Q, Guo J, et al. Intra-arterial intervention chemotherapy for sarcoma and cancerous ulcer via an implanted pump[J]. Pathol Oncol Res, 2014, 20(2): 229 - 234.

[22] Marciel A M, Van Zandt B L, Baxter A J. Transcatheter arterial embolization for the palliation of painful bone lesions[J]. Tech Vasc Interv Radiol, 2011, 14(3): 141 - 149.

（三）不同原发部位软组织肉瘤的治疗

头颈部

【病理学组成、临床分期及预后】

头颈部软组织肉瘤占全身软组织肉瘤的 5%～15%，其病理学亚型、好发年龄呈现多样化[1]。伊利诺斯大学肿瘤外科回顾 53 例头颈部软组织肉瘤得出最常见病理学亚型为：纤维肉瘤（14/53）、恶性周围神经鞘瘤（8/53）、横纹肌肉瘤（5/53）[2]。印度区域癌症中心数据显示，该疾病最常见病理学亚型：滑膜肉瘤（5/28）、纤维肉瘤（4/28）、恶性纤维组织细胞瘤（3/28）[1]。上海交通大学医学院附属第九人民医院（以下简称上海九院）回顾 2009～2014 年诊治的 259 例软组织肉瘤，共发现 18 种病理学亚型：横纹肌肉瘤（101/259）、低度恶性肌纤维母细胞瘤（30/259）、滑膜肉瘤（25/259）位居前三，其余 15 种亚型（103/259）各自数量相对有限；其发病部位较为分散：颊部（59/259）、面中 1/3（30/259）、面下 1/3（31/259）是常见发病部位。

第八版 AJCC 指南（*AJCC Cancer Staging Manual* 8th）发布之前，肢体及躯干软组织肉瘤已经拥有针对性的 TNM 分期，但是上述 TNM 分期并不适用解剖结构局限的头颈部；第八版 AJCC 指南则首次列出头颈部软组织肉瘤专用的 TNM 分期系统：2 cm 及 4 cm 分别对应 T1/T2 以及 T2/T3 分界线；侵犯颈动脉、颅内等重要解剖部位及气管的头颈部软组织肉瘤则被列为 T4，存在肿瘤淋巴结转移的为 N1，存在肿瘤远处转移的为 M1[1]。此外，使用较为广泛的 Enneking 分期系统则综合考量了肿瘤恶性程度、肿瘤对解剖间室的侵犯程度以及肿瘤远处转移情况：无转移的低、高度恶性肿瘤分别对应 Ⅰ、Ⅱ 级，肿瘤转移则视为 Ⅲ 级；肿瘤突破解剖间室为该等级 B 亚类，反之则是 A 亚类[1]；该系统没有单独的头颈部肉瘤分期。

头颈部软组织肉瘤的 5 年总体生存率根据不同的研究中心报道为 49%～75%[3,4]；上海九院回顾得出头颈部软组织肉瘤 5 年总体生存率为 54.6%。

【物理学、影像学以及病理学检查】

头颈部软组织肉瘤的诊断需结合临床症状、影像学检查以及病理学诊断。头颈部软组织肉瘤临床症状多表现为迅速生长的肿物，并常常伴有疼痛，肿物对于周围组织侵袭性较高，头颈部功能常因此受影响，如张口受限、视力减弱等。上海九院针对头颈部软组织肉瘤的回顾性研究发现：头颈部软组织肉瘤多为直径 4 cm（最大径中位值）左右，生长迅速，质地中等偏硬且对周围组织侵犯明显的包块。

CT、MRI、PET－CT 等是临床较为常用的影像学检查手段：CT 扫描可以较好描述肿物尺寸及其对于周围组织尤其是骨组织侵犯情况；对于钙化程度较高的瘤体，CT 相对于 MRI 具有更好的显像优势。MRI 侧重于软组织成像，结合磁共振血管造影技术（MRA）可以精确显示肿物与周围神经、血管的关系。临床医师可根据临床症状及肿瘤部位，选择 CT 或者 MRI 检查。头颈部软组织肉瘤有较高概率出现肺转移、骨转移；应在所有治疗开始之前进行 CT 等检查，如有条件可行 PET－CT 检查，以明确肿瘤远处转移情况。

病理是头颈部软组织肉瘤诊断的金标准：常用标本采集方法包括带芯穿刺活检（core needle biopsy）、切除（取）活检、细针穿刺活检等；必要时可在影像学引导下进行标本采集。头颈部软组织肉瘤病理学亚型丰富，所得组织除常规病理学染色，还需接受免疫组化以及分子遗传学检测，而后由经验丰富的病理科医师鉴别方可得出最终诊断。

【治疗】

1. 外科治疗　头颈部软组织肉瘤提倡多学科协作治疗（MDT），旨在综合使用手术、放疗、化疗、靶向治疗等措施，为患者制订个性化治疗方案。对于累及颅底、颈动脉、眼、颈椎、颈根等部位的肿瘤，还可联合神经外科、眼科、耳鼻咽喉科、胸外科等进行手术。

手术方案应当结合影像学信息、石蜡病理诊断而制订，避免仅凭术中冰冻病理决定切除范围。NCCN 软组织肉瘤指南所提出基于 2 cm 安全切缘的广泛切除[1]，以及来源于 Enneking 分期的间室切除，是目前较为推崇的手术切除方式。术区切缘主要参照美国肌肉骨骼系统肿瘤协会（MSTS）以及国际抗癌联盟（UICC）的 R 分类。对于低级别头颈部软组织肉瘤，手术是获得根治的主要手段；高级别头颈部软组织肉瘤则需联合放、化疗等治疗手段。对于放、化疗敏感的头颈部软肉瘤，可在术前予以新辅助放化疗，尽可能缩小瘤体而后手术。头颈部软组织肉瘤使用内镜切除具有较高肿瘤残留及复发风险，应慎重使用。手术对于头颈部外形及功能破坏较大，同期游离皮瓣修复可最大限度恢复头颈部外形及功能，保护重要的器官或结构，如硬脑膜、颈动脉等，使广泛手术切除得以实施。

证据：Le Vay J 等随访 52 例头颈部软组织肉瘤患者后发现：阴性切缘患者肿瘤局部复发抑制率为 74%，阳性切缘患者的此项指标为 25%[5]。Kraus DH 等在研究中提及：术区阴性切缘是患者优良预后的直接保障[6]。上海九院回顾头颈部软组织肉瘤患者术后生存情况：术区阴性切缘患者的 5 年总体生存率为 57.21%，阳性切缘患者的 5 年总体生存率为 40.0%。

Sanniec KJ 等在研究中证实：同期游离皮瓣修复可以有效降低软组织肉瘤患者术区感染风险、肿瘤复发概率[7]。上海九院资料也证实：术区直接关创、旷置、碘仿打包的头颈部软组织肉瘤患者，具有更高的术后并发症发生风险以及肿瘤复发概率。

2. 放疗 头颈相对有限的解剖空间以及众多毗邻的重要器官，不利于肿瘤的广泛切除，会一定概率造成术区肿瘤残余；肿瘤局部复发是头颈部软组织肉瘤治疗失败的主要原因之一。针对原发灶范围广、位置较深、手术切缘无法保证的高级别肿瘤，术后辅助放疗（60～66 Gy）可显著提高肿瘤局控率[8-11]，根治性放疗也是无法耐受手术患者的重要治疗手段[12]。术前新辅助放疗则适用于瘤体较大、完整切除较为困难的患者。术前针小剂量（50 Gy）放射可在一定程度上固缩肿瘤，增加瘤体完整切除概率[13]。

证据：Savar A 等发现：辅助放疗可有效抑制头颈部软组织肉瘤的术后复发概率[8]。孔琳等使用质子重离子技术治疗局部复发或者放疗诱导的头颈部软组织肉瘤，取得了83%的术后1年半生存率[9]。上海九院也在临床治疗中发现：辅助放疗是头颈部软组织肉瘤术后复发的有效抑制因素。

3. 化疗 在可耐受手术治疗的患者，对于局部复发肿瘤和孤立远转灶，应努力再次完整切除肿瘤，术后联合辅助放化疗等治疗手段。肿瘤复发且瘤体无法有效切除者，应酌情予以辅助放化疗。对于多发远转灶，则不宜行手术切除，而应予以辅助化疗。头颈部软组织肉瘤远处转移概率较高，手术前后建议联合使用辅助化疗降低此类风险。

证据：NCCN 软组织肉瘤指南中明确指出辅助化疗在复发以及远转的软组织肉瘤中的治疗作用[1]。上海九院针对头颈部软组织肉瘤的研究证实：手术前后的辅助化疗联合手术治疗相对于单纯手术治疗可以取得更好的预后。

4. 分子靶向治疗及免疫治疗 近年来靶向治疗以及免疫治疗在头颈部软组织肉瘤治疗领域逐渐兴起。各型软组织肉瘤中：血管内皮生长因子受体（VEGFR）、表皮生长因子受体（EGFR）、血小板衍生生长因子受体（PDGFR）以及趋化因子受体 4（CXC chemokine 4,

CXCR4)、选择性环氧化酶 2(COX2)等存在不同程度的表达特异性，由此可作为软组织肉瘤免疫治疗的靶点[10]。

盐酸安罗替尼(anlotinib)作为小分子多靶点酪氨酸激酶抑制剂，能有效抑制 VEGFR1、2、3、4 以及 PDGFR α、β 等激酶，具有抗肿瘤血管生成和抑制肿瘤生长的作用。目前已经被用于包括腺泡状软组织肉瘤、透明细胞肉瘤在内的多型软组织肉瘤治疗。培唑帕尼(pazopanib)、瑞戈非尼(regorafenib)等药物也在针对滑膜肉瘤以及平滑肌肉瘤的临床试验中取得了较高的客观缓解率(ORR)以及总生存率(OS)。

抗 CTLA - 4、PD - 1/PDL1 为代表免疫检查点抑制剂，也在临床试验中逐步验证其对于头颈部软组织肉瘤临床治疗效果，以纳武利尤单抗为代表的 PD - 1 单抗已经逐渐投入软组织肉瘤治疗并取得了一定疗效。

5. 无手术指征　经影像学检查发现以下情况应判断为肿瘤不可完整切除：累及颈总动脉、颈内动脉，但是暂时性球囊阻断试验(TBO)未通过；广泛累及颅内的肿瘤；肿瘤出现多发远处转移；椎体和脊髓侵犯。针对此类患者，则优先采取除手术治疗之外的辅助治疗措施。

（张陈平）

参考文献

[1] von Mehren M, Randall R L, Benjamin R S, et al. NCCN soft tissue sarcoma, Version 2 [J]. J Natl Compr Canc Netw, 2018,16(5): 536 - 563.

[2] Greager J A, Patel M K, Briele H A, et al. Soft tissue sarcomas of the adult head and neck [J]. Cancer, 2015,56(4): 820 - 824.

[3] Sharma N, George N A, Singh R, et al. Surgical management of head and neck soft tissue sarcoma: 11-year experience at a tertiary care centre in South India [J]. Indian Journal of Surgical Oncology, 2018.

[4] Tran L M, Mark R, Meier R, et al. Parker RG (1992) Sarcoma of the head and neck, prognostic factors and treatment strategies [J]. Cancer, 1992, 70:

169－177.

[5] Le Vay J, O'Sullivan B, Catton C, et al. An assessment of prognostic factors in soft-tissue sarcoma of the head and neck [J]. Arch Otolaryngol Head Neck Surg, 1994, 120: 981－986.

[6] Kraus D H, Dubner S, Harrison L B, et al. Prognostic factors for recurrence and survival in head and neck soft tissue sarcomas [J]. Cancer (Philadelphia), 1994, 74(2): 697－702.

[7] Sanniec K J, Velazco C S, Bryant L A, et al. Immediate versus delayed sarcoma reconstruction: Impact on outcomes [J]. Sarcoma, 2016, 2016: 1－5.

[8] Tran L M, Mark R, Meier R, et al. Sarcomas of the head and neck. Prognostic factors and treatment strategies [J]. Cancer, 1992, 70(1): 169－177.

[9] Hou C H. The use of radiation therapy in localized high-grade soft tissue sarcoma and potential impact on survival [J]. Ann Surg Oncol, 2015, 22(9): 2831－2838.

[10] Cannon R B, Kull A J, Carpenter P S, et al. Adjuvant radiation for positive margins in adult head and neck sarcomas is associated with improved survival: Analysis of the National Cancer Database [J]. Head Neck, 2019, 41(6): 1873－1879.

[11] Mahmoud O, Beck R, Kalyoussef E, et al. Adjuvant therapies utilization pattern and survival outcomes in high-grade head and neck soft tissue sarcoma; a population based study [J]. Oral Oncol, 2017, 66: 28－37.

[12] Kepka L, DeLaney T F, Suit H D, et al. Results of radiation therapy forunresected soft tissue sarcomas [J]. Int J Radiat Oncol Biol Phys, 2005, 63(3): 852－859.

[13] O'Sullivan B, Gullane P, Irish J, et al. Preoperative radiotherapy for adult head and neck soft tissue sarcoma: assessment of wound complication rates and cancer outcome in a prospective series [J]. World J Surg, 2003, 27(7): 875－883.

[14] Savar A, Trent J, Al-Zubidi N, et al. Efficacy of adjuvant and neoadjuvant therapies for adult orbital sarcomas [J]. Ophthalmic Plastic & Reconstructive Surgery, 2010, 26(3): 185－189.

[15] L Kong, J Hu, J Gao, et al. Particle radiation therapy of head and neck malignancies at the Shanghai Proton and Heavy Ion Center [J]. Journal of Cancer, 2018, Volume 100: No 5.

[16] C C. Regulation of glut1 mRNA by hypoxia-inducible factor-1. Interaction between H-ras and hypoxia.[J]. J Biol Chem, 2001, 276(12): 9519－9525.

胸部

胸部原发性软组织肉瘤较为少见，仅占所有软组织肉瘤的 3％～

8%[1,2]，依据组织来源不同可分为：脂肪肉瘤、平滑肌肉瘤、横纹肌肉瘤、恶性纤维组织细胞瘤等。胸部肉瘤可发生于肺、食管、纵隔、胸膜、胸壁等多个脏器部位[3]，不同部位肿瘤的临床症状各异，外科治疗的方式也各不相同。

【临床症状】

1. 胸痛　位于躯干深部的胸腔脏器软组织肉瘤早期无明显胸痛症状，偶有患者会有酸胀不适的感觉。随着肿瘤生长，压迫或侵及周围组织器官，疼痛感觉渐渐强烈，疼痛部位以胸背部多见，部分会因肿瘤累及胸壁使疼痛局限且明确[4]。部分胸壁肿瘤由于生长较快而在肿瘤早期就出现疼痛不适。

2. 胸闷及呼吸困难　由于胸腔空间相对固定，晚期较大的软组织肉瘤可以占据大部分的胸腔，压迫同侧肺组织，导致肺不张，患者感觉胸闷、呼吸困难。肺部肿瘤可以直接通过对周围肺组织的压迫致患者出现胸闷、气急。气管肿瘤在早期可因为气管阻塞出现严重的呼吸困难[5]。极少数的纵隔和食管肿瘤也可压迫邻近气管，患者出现严重的胸闷及呼吸困难。

3. 出血　部分胸部软组织肉瘤因为生长较快，肿瘤表面溃疡坏死或是小血管溃破，患者出现出血症状。原发性肺肉瘤可表现为咯血，食管肉瘤的患者以消化道出血为主[6]。

4. 胸部肿块　胸壁软组织肉瘤随着肿瘤增大，通常可以在胸壁扪及明显的肿块，这是胸壁肿瘤最常见的症状，依据肿瘤的来源不同，质韧或是质硬，肿块广基而不易推动，可伴有压痛。

5. 感觉或运动障碍　胸部肿瘤尤其是胸壁或是胸顶部肿瘤，肿瘤生长可压迫或累及周围的神经，比如臂丛神经出现感觉或功能的异常，或交感神经节导致 Horner 综合征等。

【影像学检查】

1. CT 检查　胸部增强 CT 检查是胸部软组织肉瘤的首选检查，可以清晰地显示肿瘤的位置，及其与邻近器官、血管、神经的关系，但是不同的软组织肉瘤在 CT 上的表现可能是多种多样的，如肺部肉瘤可以是实性结节，也可能是囊性占位[7,8]。CT 在胸壁肿瘤诊断中具有优势，可以定位和显示大多数胸壁肿瘤以及骨、软组织、胸膜、纵隔受累和肺转移的程度[9]。

2. MRI 检查 与 CT 相比，MRI 提供了更好的对比度及分辨率，因此它有助于更准确地评估肿瘤的内部特征[10]，如显示肺滑膜肉瘤三重征：亮、暗和灰色，分别代表了肿瘤、出血和坏死[11]。MRI 可以利用不同序列区分肿瘤与软组织的边界，如肺动脉内膜肉瘤在 MRI 上可以表现出肺动脉内的占位病变[12]。MRI 有助于明确胸壁肉瘤的肌肉侵犯程度、与邻近血管的关系和（或）胸壁病变对脊柱的影响[9]。同时 MRI 在排除中枢神经系统转移方面具有重要的作用[13]。

3. PET - CT 检查 PET - CT 扫描在检测原发性肿瘤，特别是肉瘤、淋巴结受累和肿瘤的远处转移方面非常敏感，因此 PET - CT 分期优于传统的 CT 和（或）MRI[9]。PET - CT 检查的 SUV 值可能与肉瘤的组织学特点及分化程度相关。如脂肪肉瘤有四种不同的组织学类型，其 PET - CT 亲和力显示了 SUV 摄取的双相信号，分化良好的脂肪肉瘤的脂肪病变将呈现低 SUV 摄取；而高等级的多形性细胞显示高 SUV 摄取[14,15]。

4. 内镜检查 食管和气管是具有自然腔道的器官，胃镜和支气管镜可以利用自然腔道获取组织在术前明确诊断[16]。当患者进行支气管镜检查时，可以评估声带功能，定位与环状软骨和隆凸相关的肿瘤，确定管腔疾病的长度，并对肿瘤进行活检。但是对明确需要手术的患者不建议在术前进行活检。活检的目的是在复杂切除术前明确诊断，或帮助确定是否需要手术治疗。

【手术治疗】

胸部软组织肉瘤的患者中，如果可以接受手术治疗，切缘阴性的 R0 切除是首选的治疗方案。最小的手术安全边缘与肿瘤组织类型、分期、肿瘤所在的部位相关。肺、食管肉瘤的手术原则可借鉴内脏肿瘤的手术原则，而胸壁肉瘤的手术原则与躯干肉瘤的手术原则相近。

肺部肉瘤患者如果能接受 R0 切除，将获得比较好的生存率[17]。长期密切的术后随访非常重要，有助于及时处理复发的肿瘤。低级别、小肿瘤、初次手术的完全切除是肺肉瘤重要的预后因素[18]。

食管肉瘤通常位于食管壁表面，很少转移到局部淋巴管或远处。治疗的主要方法是手术切除，与食管鳞状细胞或腺癌相比，早期发现有更好的预后。影响存活率的最常见因素是手术切除的完整性、肿瘤大小、分级、位置和生长方式。低级别的、转移可能低的食管肿瘤可以选择局部切除；但是对于高级别组织学或复发的病例，选择的治疗方法是标注食管切除术[19]。

气管肉瘤是极其少见的，可以是软骨瘤、软骨母细胞瘤、软骨肉瘤、平滑肌瘤、平滑肌肉瘤等。局部气管肿瘤的治疗是分段气管切除。支气管的肿瘤也应接受 R0 切除术，R0 切除术的长期存活率高于 R1 切除。在高级别肿瘤切除术中至少需要保留 1mm 的正常组织切缘。但是安全吻合应优先于完全切除。在邻近喉部关键结构部位，低级别的肿瘤的手术可以考虑适当妥协，以保留发音功能。

纵隔肿瘤是多种多样，应根据患者的特点对其进行个体化诊断和治疗。这些病变的预后与其他更常见部位的类似肿瘤相似。然而，由于纵隔内的位置和由于接近重要结构而无法获得广泛的边缘，通常预后更差。考虑到所有这些因素在治疗复杂肿瘤中的重要性，多学科方法通常是解决这些病变引起的复杂问题的最佳方法。手术切除是纵隔肿瘤的主要治疗方式，但是由于纵隔肿瘤常常侵犯周围重要脏器、血管、神经而无法完成 R0 切除，需要在术后接受辅助放疗及化疗。

胸壁肿瘤切除的主要手术原则是保证 R0 切除。对于高级别恶性肿瘤，应保证 4 cm 的安全边缘，而低级别恶性肿瘤可保留 1～2 cm 的边缘。对于肋骨病变，切除通常应包括所有或大部分肋骨切除、任何相邻肋骨的一部分以及任何附着结构的整体切除，包括胸膜、肺、心包、胸腺或横膈膜的一部分。巨大的胸壁肿瘤切除后，依据缺损的范围、部位予以胸壁重建。

横膈膜的原发性恶性肿瘤应根据肿瘤的大小和程度，采用边缘阴性的整块手术切除。横膈膜的入路和重建应根据肿瘤的大小和需要重建的缺损大小进行术前规划。横膈膜最常见的原发性恶性肿瘤是横纹肌肉瘤，组织学诊断一般采用影像引导活检。如果肿瘤侵犯范围和患者一般情况允许，建议采用辅助化疗后切除。切除术后产生的横膈膜缺损需要进行重建，较小的缺损可以直接缝合，较大缺损需要使用修补材料。膈肌的修复失败和膈疝可能导致严重并发症，这种情况可能在术后短期发生或远期隐匿发生，因此建议对任何进行横膈膜切除的患者进行长期的定期放射学监测。

【综合治疗】

胸部软组织肉瘤是否能达到 R0 切除和肿瘤病理分级是两大主要预后因素，化疗相对敏感且容易早期远处转移的病理类型、肿瘤体积较大、病理级别较高、外科手术预计无法 R0 切除者，推荐术前新辅助化疗±放疗，术后需要继续辅助化疗，术前未行放疗或未达到 R0 切除者推荐术后放疗[5,20,21]。无法手术切除的局部晚期或局部复发肿瘤以及广泛远处转移无法通过局部治疗根治者，推荐内科治疗、放疗、介入治疗等姑息性抗肿瘤治疗。

（陈　凯　李鹤成）

参考文献

[1] Bhurgri Y, Bhurgri H, Pervez S, et al. Epidemiology of soft tissue sarcomas in Karachi South, Pakistan（1995－7）[J]. Asian Pacific Journal of Cancer Prevention: APJCP, 2008,9(4): 709－714.

[2] Toro J R, Travis L B, Wu H J, et al. Incidence patterns of soft tissue sarcomas, regardless of primary site, in the surveillance, epidemiology and end results program, 1978－2001: an analysis of 26,758 cases [J]. International Journal of Cancer, 2006,119(12): 2922－2930.

[3] Gladish G W, Sabloff B M, Munden R F, et al. Primary thoracic sarcomas [J].

Radiographics: a review publication of the Radiological Society of North America, Inc. 2002, 22(3): 621 – 637.

[4] Burt M. Primary malignant tumors of the chest wall. The Memorial Sloan-Kettering Cancer Center experience [J]. Chest surgery clinics of North America, 1994, 4 (1): 137 – 154.

[5] Halyard M Y, Camoriano J K, Culligan J A, et al. Malignant fibrous histiocytoma of the lung. Report of four cases and review of the literature [J]. Cancer, 1996, 78 (12): 2492 – 2497.

[6] Levine M S, Buck J L, Pantongrag-Brown L, et al. Leiomyosarcoma of the esophagus: radiographic findings in 10 patients [J]. AJR American Journal of Roentgenology, 1996, 167(1): 27 – 32.

[7] Ross G J, Violi L, Friedman A C, et al. Intravascular bronchioloalveolar tumor: CT and pathologic correlation [J]. Journal of Computer Assisted Tomography, 1989, 13(2): 240 – 243.

[8] Manivel J C, Priest J R, Watterson J, et al. Pleuropulmonary blastoma. The so-called pulmonary blastoma of childhood [J]. Cancer, 1988, 62(8): 1516 –1526.

[9] Volker T, Denecke T, Steffen I, et al. Positron emission tomography for staging of pediatric sarcoma patients: results of a prospective multicenter trial [J]. Journal of Clinical Oncology: Official Journal of the American Society of Clinical Oncology, 2007, 25(34): 5435 – 5441.

[10] Restrepo C S, Eraso A, Ocazionez D, et al. The diaphragmatic crura and retrocrural space: normal imaging appearance, variants, and pathologic conditions [J]. Radiographics: A Review Publication of the Radiological Society of North America, Inc. 2008, 28(5): 1289 – 1305.

[11] Hartel P H, Fanburg-Smith J C, Frazier A A, et al. Primary pulmonary and mediastinal synovial sarcoma: a clinicopathologic study of 60 cases and comparison with five prior series [J]. Modern Pathology: An Official Journal of the United States and Canadian Academy of Pathology, Inc. 2007, 20(7): 760 –769.

[12] Mader M T, Poulton T B, White R D. Malignant tumors of the heart and great vessels: MR imaging appearance [J]. Radiographics: a review publication of the Radiological Society of North America, Inc. 1997, 17(1): 145 –153.

[13] Indolfi P, Casale F, Carli M, et al. Pleuropulmonary blastoma: management and prognosis of 11 cases [J]. Cancer, 2000, 89(6): 1396 – 1401.

[14] Hahn H P, Fletcher C D. Primary mediastinal liposarcoma: clinicopathologic analysis of 24 cases [J]. The American Journal of Surgical Pathology, 2007, 31(12): 1868 – 1874.

[15] Hoshi M, Oebisu N, Takada J, et al. A case of dedifferentiated liposarcoma showing a biphasic pattern on 2-deoxy-2-f (18)-fluoro-d-glucose positron emission

tomography/computed tomography [J]. Rare tumors, 2013, 5(2): 95–97.

[16] Aimoto T, Sasajima K, Kyono S, et al. Leiomyosarcoma of the esophagus: report of a case and preoperative evaluation by CT scan, endoscopic ultrasonography and angiography [J]. Gastroenterol Jpn, 1992, 27(6): 773–779.

[17] Bacha E A, Wright C D, Grillo H C, et al. Surgical treatment of primary pulmonary sarcomas [J]. European Journal of Cardio-thoracic Surgery: Official Journal of the European Association for Cardio-thoracic Surgery, 1999, 15(4): 456–460.

[18] Magne N, Porsin B, Pivot X, et al. Primary lung sarcomas: long survivors obtained with iterative complete surgery [J]. Lung Cancer (Amsterdam, Netherlands), 2001, 31(2–3): 241–245.

[19] Song H K, Miller J I. Primary myxofibrosarcoma of the esophagus [J]. The Journal of Thoracic and Cardiovascular Surgery, 2002, 124(1): 196–197.

[20] Saga K, Sato T, Abiko M, et al. A case of primary malignant fibrous histiocytoma of the lung [J]. Kyobu Geka The Japanese Journal of Thoracic Surgery, 2001, 54(3): 191–194.

[21] Lane K L, Shannon R J, Weiss S W. Hyalinizing spindle cell tumor with giant rosettes: a distinctive tumor closely resembling low-grade fibromyxoid sarcoma [J]. The American Journal of Surgical Pathology, 1997, 21(12): 1481–1488.

腹部及腹膜后

腹部及腹膜后软组织肉瘤（abdominal/retroperitoneal soft tissue sarcoma，A/RP－STS)约占所有软组织肉瘤的15%。主要的病理亚型是脂肪肉瘤、平滑肌肉瘤、未分化多形性肉瘤、孤立性纤维瘤和神经鞘膜瘤,腹部脏器来源的软组织肉瘤最常见的是子宫平滑肌肉瘤。该部位的肉瘤预后较肢体和躯干软组织肉瘤差,手术完整切除和病理分级是影响预后的最主要因素。

【诊断推荐】

（1）推荐同时进行增强 CT 和增强 MRI 检查,除非有禁忌（如造影剂过敏),检查范围应包括胸腔、腹腔和盆腔。CT 和 MRI 可判断肿块来源,并对肿瘤侵犯的范围及与周围脏器、血管、神经或骨骼的关系做出评价,对于部分亚型病例还可辅助鉴别肿块的性质。

（2）推荐对于所有来源于腹膜后的肿瘤原则上在治疗前行影像引导下的空心针穿刺活检以助诊断和分级，对于鉴别诊断、治疗方案的选择具有重要的指导意义。活检应由有经验的外科医生或放射科医生完成，活检穿刺道应包括在预计切除的范围之内。拟行新辅助治疗（放疗、化疗）的病例治疗前必须通过活检取得病理。不推荐细针穿刺抽吸，因常由于过少的标本量而无法获得准确的诊断。空心针穿刺因方便、微创、低风险，优于开腹活检，但如肿瘤深在或存在严重出血损伤可能且处理困难等特殊情况，由具有经验的外科医生进行开腹活检仍然是十分必要的。如术前影像学诊断为可完整切除的分化好的脂肪肉瘤，可不考虑活检。

（3）推荐所有腹部及腹膜后软组织肉瘤患者交由多学科团队（multi-disciplinary team，MDT）进行评估和治疗。MDT 团队应包括以普外科为首的外科部分、肿瘤内科为首的内科部分、影像诊断部分、超声诊断部分、麻醉科、病理科等，确保每一个病例能得到完整、准确、系统的诊断、评估、治疗和随访。

【手术治疗】

对肿瘤施以切缘阴性的完整手术切除是对 A/RP - STS 患者标准的、潜在根治性治疗。术后切缘状态是对长期无疾病生存最重要的影响因子。

1. 原发病灶的首次手术

（1）首次手术是患者获得可能根治的最佳时机，最佳的手术方式和最佳的切除范围根据肿瘤性质和级别不同来确定。因该部位解剖结构复杂，肿瘤常累及相邻的器官和重要的血管、神经等结构，术前需有充分的预估，强烈推荐在高流量中心（high-volume center，HVC）进行首次手术。手术团队应包括普外科、泌尿外科、血管外科、神经外科、骨科、整形外科等。首次手术的目的是肿瘤完整地全部切除，必要时包括邻近脏器，特别是以局部复发为主要特点的脂肪肉瘤。腹膜后脂肪肉瘤如果邻近一侧肾脏或输尿管，首次手术建议同时根治性切除肿瘤和该侧肾脏（无论是否被累及）；其他器官如有直接累及则予以同期切除，如无累及切除不会带来 DFS 和 OS 的获益。为减少局部复发，推荐脂肪肉瘤首次手术中应尽可能多地切除腹膜后的可见脂肪组织。如为以远处转移为复发特点的平滑肌肉瘤和其他软组织肉瘤，扩大局部手术范围不会带来获益。多数肿瘤均毗邻重要血管，手术时应由血管外科医生从旁协助，妥善处理重要血管是腹膜后肿瘤根治手术的基石。

（2）高流量中心在围手术期并发症和生存期上的优势来源于高流量医生（high-volume surgeons，HVS）。手术者的经验较医院本身更有利于首次手术的根治性。

2. 复发后的手术治疗　指征需根据肉瘤的亚型和复发风险而定。如去分化脂肪肉瘤局部复发风险相对较高，平滑肌肉瘤局部复发风险较低，多见远处转移。仅有极小部分复发患者可从再切除中获得长期无病生存，因此不推荐外科手术作为复发的首选治疗。复发前无病生存期长、首次术中无肿瘤破裂、病理低级别、首次病灶单发、复发肿瘤生长速度＜1 cm/月的患者更有可能从再次手术中获益。不可手术的标准包括首次手术后短期复发、多病灶复发等。

（1）观察：对于疑似复发病灶，可以随访观察至多 3 个月，在此期间，推荐进行密切的影像学随访（每月行至少一次 CT 检查），如果期间病灶明显增大，则停止观察，予以处理。

（2）分化好的脂肪肉瘤的单个或相对独立的局部复发病灶，可以考虑再手术。

（3）经影像学检查，发现以下情况时应判断为肿瘤不可完整切除：①广泛的大血管动脉、腔静脉和（或）髂血管侵犯（腔静脉和髂血管受累是手术的相对禁忌证）；②广泛的腹膜种植；③多部位远处转移；④肠系膜根部主要大血管侵犯；⑤椎体或（和）脊髓侵犯。

（4）手术：经评估具有手术指征和条件的患者可以接受再次手术，手术原则与首次手术相同，应完整切除整个复发病灶。

（5）推荐每一位复发患者接受 MDT 讨论，以确定再手术或其他治疗的可能性。

3. 外科姑息治疗　随着肿瘤增大，最常见的症状为胃肠道梗阻、疼痛和出血，比较少见的症状包括泌尿系统梗阻、胆道梗阻、呼吸衰竭和营养不良。姑息性手术主要是解决晚期肿瘤负荷带来的并发症或改善生活质量，因此可称之为"症状导向性手术"。此类患者应在 MDT 接受评估。患者的选择应建立在对肿瘤生物学、患者详细病情和治疗目标的细致研判之上，同时应注意到姑息性手术可即时减轻症状和改善生活质量，但症状改善时间一般不超过 3 个月，手术之前应比较获益和手术带来的风险。

证据：

（1）近期研究提示在高通量中心进行手术的安全性和相对低的并发症发生率，提示此类肿瘤应该转介至专业中心治疗，以期在扩大手术范围和降低并发症之间获得最佳平衡[1]。

（2）相对于中低流量中心，高流量中心的治疗带来更低的并发症和更好的肿瘤学预后[2]。

（3）相比中低流量中心，在高流量中心接受手术治疗的患者 OS 提高 20 个百分点。在高流量中心接受治疗本身是有利于软组织肉瘤预后的独立预测因子[3]。

（4）回顾性研究显示肾切除是独立的复发保护因素，且不会带来对侧肾脏功能不全的风险[4]。

（5）多项以复杂手术为对象的研究证实，高流量中心内患者的预后获益实质来源于高流量医生，高流量医生可以将此效应带到低流量中心[5-7]。

（6）对 297 例患者中位 97 个月的随访发现，复发的手术治疗预后主要与肿瘤本身生物学特性有关[8]。

（7）一项纳入 105 例首次完整切除后局部复发病例的回顾性研究显示，原发灶病理类型和级别、复发灶大小、生长速度是疾病特异性生存的独立预测因子。复发灶生长速度<0.9 cm/月的患者方能从局部复发灶的广泛切除中得到生存获益[9]。

（8）回顾性研究证实复发-手术的时间大于3个月的相比3个月以内的预后明显较差,提示对于疑似复发病例可以有3个月的观察确诊期[10]。

（9）美国纽约斯隆-凯特琳纪念癌症中心（MSKCC）的一项回顾性报告显示,112例接受姑息减瘤术的患者,虽然71％的患者在术后30天内获得症状的改善,获得持久的胃肠道梗阻症状缓解的机会有限,且手术并发症发生率和死亡率分别为29％和12％[11]。

（陆维祺）

参考文献

[1] Bonvalot S, Miceli R, Berselli M, et al. Aggressive surgery in retroperitoneal soft tissue sarcoma carried out at high-volume centers is safe and is associated with improved local control [J]. Annals of Surgical Oncology, 2010, 17(6), 1507 - 1514.

[2] Bagaria S P, Neville M, Gray R J, et al. The volume-outcome relationship in retroperitoneal soft tissue sarcoma: evidence of improved short- and long-term outcomes at high-volume institutions [J]. Sarcoma, 2018, 2018: 3056562.

[3] Gronchi A, Strauss D C, Miceli R, et al. Variability in patterns of recurrence after resection of primary retroperitoneal sarcoma (RPS): a report on 1007 patients from the Multi-institutional Collaborative RPS Working Group [J]. Ann Surg, 2016, 263: 1002 - 1009.

[4] Rhu J, Cho C W, Lee K W, et al. Radical nephrectomy for primary retroperitoneal liposarcoma near the kidney has a beneficial effect on disease-free survival [J]. World Journal of Surgery, 42(1): 254 - 262.

[5] Toomey P G, Teta A F, Patel K D, et al. High-volume surgeons vs high-volume hospitals: are best outcomes more due to who or where? [J]. Am J Surg, 2016, 211(1): 59 - 63.

[6] Macedo FIB, Jayanthi P, Mowzoon M, et al. The impact of surgeon volume on outcomes after pancreaticoduodenectomy: a meta-analysis [J]. J Gastrointest Surg, 2017, 21(10): 1723 - 1731.

[7] Mehta A, Efron D T, Canner J K, et al. Effect of surgeon and hospital volume on emergency general surgery outcomes [J]. J Am Coll Surg, 2017, 225(5): 666 - 675.

[8] Honoré C, Faron M, Mir O, et al. Management of locoregional recurrence after

radical resection of a primary nonmetastatic retroperitoneal soft tissue sarcoma：The Gustave Roussy experience ［J］. Journal of Surgical Oncology，2018.

［9］ Park JO，Qin LX，Prete FP，et al. Predicting outcome by growth rate of locally recurrent retroperitoneal liposarcoma：the onecentimeter per month rule ［J］. Ann Surg 2009，250：977－982.

［10］ Rhu J，Cho C W，Lee K W，et al. Optimal maximum duration for delaying salvage operation when recurrence of retroperitoneal liposarcoma is suspected：a single-center study ［J］. International Journal of Clinical Oncology，2019.

［11］ Yeh J J，Singer S，Brennang M F，et al. Effectiveness of palliative procedures for intra-abdominal sarcomas ［J］. Ann Surg Oncol，2005，12：1084－1089.

子宫

子宫肉瘤是一种罕见的肿瘤，占子宫体恶性肿瘤的 $3\%\sim7\%$，所有女性生殖道恶性肿瘤的 1%[1]。子宫肉瘤主要分为子宫平滑肌肉瘤（uterine leiomyosarcoma，uLMS）、低级别或高级别子宫内膜间质肉瘤（low or high-grade endometrial stromal sarcoma，ESS）和未分化子宫肉瘤（undifferentiated sarcoma，UUS），其他罕见的子宫间叶来源肉瘤亚型包括腺肉瘤（adenosarcoma）、横纹肌肉瘤（rhabdomyosarcoma，RMS）和血管周上皮样细胞肿瘤（PEComas）等[2]。其中最常见为 uLMS 和 ESS，分别占子宫肉瘤的 63% 和 21%[3]。而子宫癌肉瘤因被认为是子宫内膜癌的去分化或化生状态，已被移出子宫肉瘤的范畴，归属于子宫内膜癌诊疗路径。

目前有两个分期系统用于子宫肉瘤，包括国际妇产科协会（Federation International Gynecology and Obstetrics，FIGO）分期和美国癌症联合委员会（American Joint Committee on Cancer Tumor，AJCC）的 TNM 分期（附表 11～13）。

根据不同的肉瘤病理类型和分期，治疗方式包括手术、系统性治疗（如化疗、激素治疗、靶向治疗）和放疗。诊疗流程见图 1。

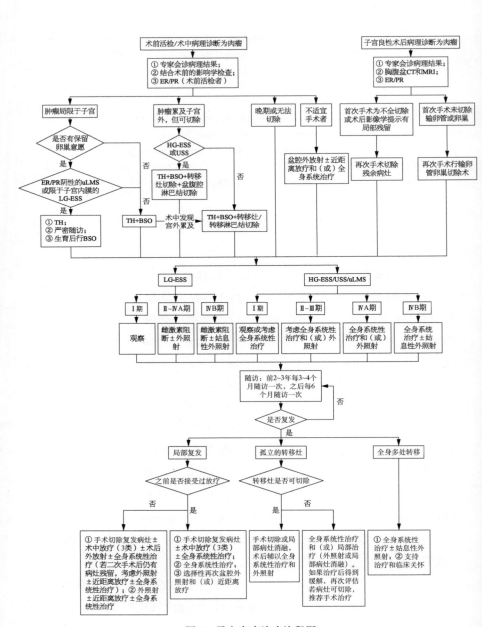

图 1 子宫肉瘤诊疗流程图

【手术治疗】

手术治疗是子宫肉瘤最重要的治疗手段。考虑到子宫肉瘤常伴有子宫增大、宫旁浸润、肿瘤转移等特点，对于术前怀疑为肉瘤或术后病理发现为肉瘤需要补充手术的患者，建议开腹手术，不提倡腹腔镜或阴式手术。全子宫切除术±双附件切除术为子宫肉瘤的基本术式，且应整体切除并取出子宫，不应在术中实施电动粉碎[4]。是否保留卵巢以及清扫淋巴结则存在争议，需要根据不同病理类型、分期和患者具体情况以及意愿选择个体化的手术方式。

1. 术中快速冰冻病理的重要性 对于术前未能确定性质的肿瘤均建议进行术中快速冰冻病理，尤其是对于术前活检病理检出率低的 uLMS 更为重要。根据冰冻病理的结果，与家属沟通后制订合适的手术方式。

2. 术前活检或术中冰冻病理诊断为肉瘤的术式选择 关于基本术式的建议：①若肉瘤局限于子宫，建议全子宫＋双附件切除术；②若肉瘤累及子宫外，建议全子宫＋双附件切除术＋转移灶/转移淋巴结切除术。

关于是否保留卵巢的建议：①对于早期 uLMS 的年轻女性，若保留卵巢的意愿强烈，且无肉眼可见宫外受累，雌孕激素受体（ER 和 PR）阴性，可以考虑保留卵巢，但须与患者充分沟通、告知风险并严密随访；②而对于低级别 ESS，因其高表达雌孕激素受体，是激素敏感性肿瘤，保留卵巢会增加复发和转移的风险，所以一般不建议保留卵巢；③对于高级别 ESS 和 USS，因其恶性程度高，侵袭转移和复发率高，所以不建议保留卵巢。

淋巴结转移通常提示较差预后，出现盆腔或腹主动脉旁淋巴结转移的肉瘤直接被分为ⅢC 期。但考虑到早期肉瘤的淋巴结转移率较低，且切除淋巴结对生存获益无影响，所以建议：①对于肿瘤局限于子宫且无术中肉眼可见或影像学证实的淋巴结转移，可不必单纯为了完整手术分期及排除隐匿性转移而进行淋巴结清扫；②对于术中肉眼可见或影像学证实的淋巴结转移,应行淋巴结清扫;③对于恶性程度高的 USS 和高级别 ESS,即使只存在肉瘤累及子宫外而未发现淋巴结转移,为排除隐匿性转移,也需进行淋巴结清扫。

3. 子宫良性手术后病理证明为肉瘤的术式选择 因子宫肉瘤缺乏特异的临床表现且术前诊断较困难,所以常在良性子宫手术后通过病理确诊。对于此种情况,在再次术前需要完善:①对病理结果进行专家会诊;②术后行胸部、腹部和盆腔 CT 以及 MRI 检查,进而评估肿瘤局部残留和远处转移情况;③组织病理做 ER 和 PR 检测,为年轻妇女是否可保留卵巢提供依据。

对于首次手术为不完全切除术(如宫颈上子宫切除术、肌瘤剥除、术中肿瘤碎片脱离、腹腔内肿瘤粉碎等)或术后影像学证实存在局部残留的患者,建议再次行瘤体减灭术;对于首次手术未切除输卵管或卵巢者,建议切除残留的输卵管或卵巢,特别是 ER、PR 阳性的患者。

证据:

(1) 大多数 uLMS 的卵巢转移的发生率约为 4%。且卵巢转移的患者大多数有肉眼可见的淋巴结受累或宫外受累[5,6]。

(2) uLMS 的淋巴结转移率较低,为 6.6%～11%,且多发生于Ⅲ～Ⅳ期的患者[7-9]。

(3) Kapp[7]等对 1 396 例 uLMS 进行报道,初次手术时接受和未接受卵巢切除的 uLMS 患者,其 5 年疾病相关生存(disease-specific survival, DSS)无统计学差异(分别为 72.3% 和 66.2%;$P=5.150$)。对于 50 岁以下的Ⅰ～Ⅱ期 uLMS 患者,在进行 LMS 手术时接受和未接受卵巢切除的 5 年 DSS 同为 83.2%,无统计学差异。手术时接受和未接受淋巴结切除的患者,其 5 年 DSS 无统计学差异(分别为 61.9% 和 66.9%;$P=0.249$)。

(4) Bai 等[10]对 153 例低级别 ESS 进行回顾性分析,未切除卵巢患者的复发率高于切除卵巢患者（37.5% 对 18.5%，$P < 0.000\ 1$），但不影响 OS。淋巴结切除对 OS 和 RFS 无影响。

（5）Chan 等[11]对 SEER 数据库 831 例 ESS 患者随访分析，发现切除卵巢与否不影响 5 年 DSS。淋巴结转移者生存率较无转移者差（35.3% 对 80.1%），但淋巴结切除未能改善预后。

（6）Shah 等[12]总结分析 SEER 数据库 384 例低级别 ESS 病例资料，指出卵巢保留和淋巴结转移对总生存率（overall survival，OS）无影响。

4. 保育治疗 uLMS 的手术当以全子宫±双附件切除最为安全，若只切除无包膜且与周围肌层浸润不清的肉瘤，复发转移风险显然会增大。目前没有高级别证据支持子宫肉瘤患者实施保留生育功能手术的安全性，仅见于一些个例报道。

对于保留生育功能要求强烈的年轻女性，如果为肿瘤较小且无子宫外累及的 ⅠA 期 uLMS，可考虑肿瘤病灶切除后子宫重建或单纯肉瘤剥除术，但应保证肿瘤切缘足够大，术后严密随访，生育后及时切除子宫及双附件。

低级别 ESS 可以参考 ⅠA 期 Ⅰ级的子宫内膜癌保育治疗，需要满足以下条件：①通过诊刮或活检得到病理证实的低级别 ESS；②影像学提示没有子宫外累及和全身其余部位转移；③MRI 或经阴道超声提示病灶局限于子宫内膜层；④肿瘤边缘清晰、评估后可整体切除；⑤没有高剂量孕激素或其他激素疗法的禁忌证；⑥强烈要求保留生育功能的年轻女性。对于符合保育条件的患者，可行单纯病灶切除。术后 6 个月内，强烈建议辅助内分泌治疗，特别是高效孕激素（如甲地孕酮、醋酸甲羟孕酮、左炔诺孕酮 IUD）。术后每 3～6 个月随访，评估达到完全缓解 6 个月后可开始准备怀孕。在生育后应及时行全子宫双附件切除术。在该过程中任何时候发现肿瘤复发、进展或 6～12 个月的激素治疗仍未能达到完全缓解，均强烈建议行全子宫双附件切除术。

证据：

（1）Lission[13]等人报道了 8 例 uLMS 肉瘤剥除术，其中有 3 例妊娠，2 例自然顺产，另 1 例剖宫产且术中发现肿瘤复发，26 个月后死亡。

（2）Jin[14]等和 Bai[10]等报道了 5 例和 19 例低级别 ESS 患者，他们分别接受了局部病灶切除合并子宫重建或子宫肌瘤切除术。然后患者接受醋酸甲地孕酮(160～320 mg/天)或促性腺激素释放激素激动剂治疗 5～6 个月。在随访期间，3 名局部病灶切除合并子宫重建患者和 5 名子宫肌瘤切除术患者最终成功分娩。

【辅助治疗方案选择】

1. 子宫平滑肌肉瘤、高级别 ESS 和未分化子宫肉瘤 对于Ⅰ～Ⅱ期的子宫肉瘤，辅助治疗的作用较难评估。许多临床研究认为对于可完全切除的Ⅰ～Ⅱ期的子宫肉瘤，全身化疗并不能提高总生存期(OS)和无病生存期(DFS)。然而考虑到肉瘤容易血行转移，全身复发的风险较高，在实际应用中，很多Ⅰ～Ⅱ期的患者会接受化疗。对 uLMS、高级别 ESS 和 USS 建议：Ⅰ期患者术后可选择：①观察；②全身系统性治疗(2B 类)；③若 ER 阳性，可选择雌激素阻断治疗。Ⅱ～Ⅲ期患者因复发转移风险大，可考虑全身系统性治疗和(或)EBRT。ⅣA 期患者建议全身系统性治疗和(或)EBRT。ⅣB 期患者均建议全身系统性治疗，姑息性 EBRT 可考虑。

2. 低级别 ESS Ⅰ期 ESS 的推荐治疗包括：①观察(特别是绝经后或之前手术已行双附件切除)；②雌激素阻断(2B 类)。对于Ⅱ～Ⅳ期 ESS，均建议进行术后雌激素阻断治疗。可以添加辅助 EBRT 用于Ⅱ～ⅣA 期(2B 类)，添加姑息性 EBRT 用于ⅣB 期。

对于任何一种病理类型的子宫肉瘤，若无法进行初次手术，均建议盆腔 EBRT，辅以近距离放疗和(或)全身系统性治疗。

【化疗】

针对 uLMS,推荐一线治疗方案包括：单药多柔比星（阿霉素）、吉西他滨/多西他赛。二线的联合用药包括：多柔比星/异环磷酰胺、多柔比星/达卡巴嗪、吉西他滨/达卡巴嗪和吉西他滨/长春瑞滨。二线的单药包括：达卡巴嗪、吉西他滨、多柔比星、异环磷酰胺、脂质体多柔比星、培唑帕尼、替莫唑胺、曲贝替定（trabecetedin）（国内暂未上市,推荐用于接受过蒽环类药物治疗的不可切除或转移的 uLMS 患者）、艾日布林（2B 类证据）、长春瑞滨（2B 类证据）和多西他赛（3 类证据）。

低级别 ESS 不建议化疗,而只建议雌激素阻断的内分泌治疗,包括芳香化酶抑制剂（首选）、甲地孕酮或甲羟孕酮；也可考虑 GnRH 类药；他莫昔芬不推荐使用。

针对高级别 ESS 和 USS 的化疗研究较少,推荐单药多柔比星、多柔比星/异环磷酰胺、吉西他滨/多西他赛作为一线治疗方案。二线治疗可选择以下药物进行重复单药使用或联合用药：如多柔比星、异环磷酰胺、顺铂、拓扑替康、紫杉醇、多西他赛、吉西他滨、曲贝替定。

化疗常用剂量见表 14。

证据：

（1）一项多中心回顾性研究评估了 140 例 I/II 期 uLMS 患者的辅助治疗作用,其中 62 例观察患者,14 例放疗患者,52 例化疗患者（基于多柔比星和异环磷酰胺组合）。结果显示,辅助化疗与显著的生存获益无关。因此,作者得出结论,在目前尚无随机临床试验结果的情况下,辅助化疗不应被视为 I/II 期 uLMS 患者的治疗标准[14]。

（2）一项 GOG II 期试验显示,单药吉西他滨治疗复发或持续性 uLMS 的缓解率为 20.5%,可作为二线化疗方案[15]。

（3）一项为期 3 年的 II 期临床试验（SARC 005）评估了 46 例接受 uLMS 治疗的患者,这些患者在多柔比星化疗后接受了 4 个周期的吉西他滨治疗(第 1 天和第 8 天 900 mg/m²)加多西他赛(第 8 天 75 mg/m²，间隔 21 天)。他们的数据显示复发的中位时间为 27.4 个月，2 年 PFS 和 3 年 PFS 分别为 78% 和 57%[16]。

(4)一项有关对软组织肉瘤使用奥拉单抗联合多柔比星化疗以及多柔比星单药化疗的 II 期临床试验显示，前者的中位 OS 要比后者延长 12 个月左右(26.5 个月对 14.7 个月，$P = 0.000\ 3$)[17]。

(5)一项关于软组织肉瘤使用吉西他滨联合达卡巴嗪以及达卡巴嗪单药化疗的 II 期临床试验，前者的中位 OS 要比后者延长 8.6 个月左右(16.8 个月对 8.2 个月，$P = 0.014$)[18]。

(6)一项关于脂肪肉瘤和平滑肌肉瘤使用艾日布林单药和达卡巴嗪单药化疗的 III 期临床试验，前者的中位 OS 要比后者延长 2 个月左右(13.5 个月对 11.5 个月，$P = 0.0169$)[19]。

【放疗】

放疗可能有助于控制局部病灶，减少局部复发，但是对生存获益尚存在争议。放疗前通常需要影像学鉴定局部受累范围并排除远处转移，建议如下。

外放射治疗是子宫肉瘤最常用的放疗方式，盆腔放疗范围应包括：肉眼可见肿瘤病灶(如果存在)、髂总动脉下段、髂外动脉、髂内动脉、闭孔、宫旁、阴道上段/阴道旁组织和骶前淋巴结(宫颈受累患者)。延伸野放疗应包括：全部盆腔，整个髂总动脉区和主动脉旁淋巴结区域。延伸野的上界取决于临床情况，但至少应高于肾血管水平 1~2 cm。不推荐全腹部的外放射治疗。可考虑三维适形外放射治疗以保护正常组织。外放射治疗的常规剂量为 50~75 Gy/25~38 次。若病灶微小，可使用 45~50 Gy 的剂量，若盆腔中存在肉眼可见的肿瘤残留且残留灶可被定位，可以在保证总剂量为 60~70 Gy 的情况下追加一次肿瘤区域的高剂量照射。

近距离放疗可适用于：①术前或确诊后的完整子宫；②子宫切除后的阴道残端。对于后者，近距离放疗常在术后 6~8 周阴道切缘已经愈合时进行治疗。该方法常在阴道黏膜下 0.5 cm 处，进行 7 Gy×3 次/5.5 Gy×4 次的腔内放疗，也可选择在阴道黏膜表面行 6 Gy×5 次的放疗。且对于子宫切除后的患者，放疗位置不应高于阴道上 2/3。

对于行新辅助放疗以增加手术完全切除概率的患者，常采用 45～50 Gy 的外放射治疗剂量。但对于部分肿瘤较大或累及较广的患者，可考虑增加 1～2 次高剂量率的放疗，使总剂量等于 75～80 Gy 低剂量率，可降低子宫切除术后切缘阳性或肿瘤离切缘过近的风险。

对于无法手术的子宫肉瘤，宫外扩散的风险决定了外放射治疗加近距离放疗的组合或单独近距离放疗。根据临床情况，近距离放射治疗剂量应个体化。如果单独使用近距离放射治疗，推荐将至少 48 Gy 的剂量应用于子宫、子宫颈和 1～2 cm 阴道上部至少 90% 的体积（等效剂量 EQD2）。如果和 EBRT 组合治疗，近距离放疗应当增加至 65 Gy。

【激素治疗】

低级别 ESS 和部分 uLMS 表达 ER 和 PR，而高级别 ESS 和 USS 极少表达 ER 和 PR。所以激素治疗适用于：①低级别 ESS：首先推荐芳香化酶抑制剂（来曲唑、阿那曲唑或依西美坦等），也可使用促性腺激素释放激素（GnRH）类似物（戈舍瑞林、亮丙瑞林、曲普瑞林等）（2B 类）。②表达 ER/PR，且体积较小、生长较慢的 uLMS：首先推荐芳香化酶抑制剂，其次推荐氟维司群，也可使用高效孕激素或 GnRH 类似物（2B 类）。目前已不推荐使用他莫昔芬。激素治疗的剂量和时长尚未统一明确，有人建议使用 2 年，也有人建议终身使用。

【罕见子宫肉瘤类型的治疗】

1. 腺肉瘤　全子宫±双附件切除手术是子宫腺肉瘤的主要治疗方式，淋巴结清扫不作为常规推荐，若肿瘤累及子宫外需行瘤体减灭术。对于Ⅰ期或肉眼未见卵巢及宫旁异常的绝经前女性，可以考虑保留卵巢。术后可辅助以放疗和（或）化疗、激素治疗。化疗可选择基于多柔比星的方案、吉西他滨/多西他赛、曲贝替定或全铂的方案。激素治疗可选的药物包括 GnRH 激动剂（亮丙瑞林）、合成的孕酮（醋酸甲地孕酮、甲羟孕酮、地诺孕素）、选择性雌激素受体调节剂（他莫昔芬、雷洛昔芬）和芳香化酶抑制剂（阿那曲唑、来曲唑）。

2. 血管周围上皮样细胞肿瘤（PEComas） 全子宫±双附件切除手术是 PEcoma 的主要治疗方式，若肿瘤累及子宫外需行瘤体减灭术。术后可辅助以放疗和（或）化疗。化疗可选择多柔比星、达卡巴嗪、异环磷酰胺、吉西他滨和多西他赛等单药或不同组合。靶向药物 mTOR 抑制剂如西罗莫司（sirolimius；2 mg/次，1 次/日，口服）、依维莫司（everolimus；10 mg/次，1 次/日，口服）、替西罗莫司（temsirolimus；25 mg/次，1 次/周，静脉注射）也可用于子宫 PEcoma 患者。

3. 横纹肌肉瘤 全子宫±双附件切除手术为 RMS 的主要治疗方式，若肿瘤累及子宫外需行瘤体减灭术±盆腔淋巴结切除。术后同样可辅助以放疗和（或）化疗。化疗常用的单药方案如多柔比星、伊立替康、拓扑替康、长春瑞滨、曲贝替定。还可使用联合方案如长春新碱/放线菌素 D/环磷酰胺、长春新碱/多柔比星/环磷酰胺、长春新碱/多柔比星/环磷酰胺后转为异环磷酰胺/依托泊苷、长春新碱/多柔比星/异环磷酰胺、环磷酰胺/拓扑替康等。可尝试靶向药物培唑帕尼（pazopanib；800 mg/次，1 次/日，口服）作为替代治疗方式。

【复发性子宫肉瘤治疗】

1. 局部复发 局部复发指子宫肉瘤在盆腔/阴道局部复发，且影像学证实无远处转移。

若之前未接受过放疗，可选择：①手术切除复发病灶±术中放疗（3 类）±术后 EBRT±全身系统性治疗（若二次手术后仍有病灶残留，考虑 EBRT±近距离放疗±全身系统性治疗）；②EBRT±近距离放疗±全身系统性治疗。

若之前接受过放疗,可选择：①手术切除复发病灶±术中放疗(3类)±全身系统性治疗;②全身系统性治疗;③选择性再次盆腔外照射和(或)近距离放疗。

2. 孤立的转移灶 若转移灶可切除,则推荐手术切除或局部病灶消融,术后辅以全身系统性治疗和 EBRT。

若转移灶无法切除,则推荐全身系统性治疗和(或)局部治疗(EBRT 或局部病灶消融)。如果治疗后得到缓解,再次评估若病灶可切除,推荐手术治疗。

3. 全身多处转移 若肿瘤已经出现多处转移,根据患者的身体状况和意愿可选择：①全身系统性治疗±姑息性 EBRT;②支持治疗和临床关怀。

【随访】

建议前 2～3 年每 3～4 个月随访一次,之后每 6 个月随访一次。随访内容应包括：病史、体格检查和妇科检查、影像学检查、肿瘤指标随访、健康宣教。

关于影像学检查,前 3 年每 3～6 个月随访胸部、腹部和盆腔 CT,之后 2 年每 6～12 个月随访胸部、腹部和盆腔 CT。对于病理分级恶性程度高的以及手术分期靠后的患者,可考虑之后 5 年每年行 1～2 次的胸部、腹部和盆腔 CT,累及随访 10 年以上。针对患者的病理学类型、级别、手术分期,可考虑在上述随访中添加腹腔和盆腔的增强 CT。如果怀疑转移,可考虑全身 PET/CT。

（吴小华）

参考文献

[1] Major F J, Blessing J A, Silverberg S G, et al. Prognostic factors in early-stage uterine sarcoma. A Gynecologic Oncology Group study [J]. Cancer, 1993, 71: 1702 - 1709.

[2] National Comprehensive Cancer Networks. Uterine sarcoma [M]. Version 2.2019.

[3] Trope C G, Abeler V M, Kristensen G B. Diagnosis and treatment of sarcoma of

the uterus. A review [J]. Acta Oncol, 2012, 51: 694 – 705.

[4] U.S. Department of Health and Human Services. FDA discourages use of laparo-scopic power morcellation for removal of uterus or uterine fibroids Food and Drug Administration [J/OL]. 2014. Available at: http://www.fda.gov/NewsEvents/Newsroom/PressAnnouncements/ucm393 689.htm.

[5] Major F J, Blessing J A, Silverberg S G, et al. Prognostic factors in early-stage uterine sarcoma. A Gynecologic Oncology Group study [J]. Cancer, 1993, 71(4 suppl): 1702 – 1709.

[6] Leitao M M, Sonoda Y, Brennan M F, et al. Incidence of lymph node and ovari-an metastases in leiomyosarcoma of the uterus [J]. Gynecol Oncol, 2003, 91: 209 – 212.

[7] Kapp D S, Shin J Y, Chan J K. Prognostic factors and survival in 1396 patients with uterine leiomyosarcomas: emphasis on impact of lymphadenectomy and oo-phorectomy [J]. Cancer, 2008, 112(4): 820 – 830.

[8] Giuntoli R L 2nd, Metzinger D S, DiMarco C S, et al. Retrospecive review of 208 paients with leiomyosarcoma of the uterus: Prognostic indicators, surgical management, and adjuvant therapy [J]. Gynecol Oncol, 2003, 89: 460 – 469.

[9] Hensley M L, Ishill N, Soslow R, et al. Adjuvant gemcitabine plus docetaxel for completely resected stages I-IV high grade uterine leiomyosarcoma: Results of a prospecive study [J]. Gynecol Oncol, 2009, 112: 563 – 567.

[10] Bai H, Yang J, Cao D, et al. Ovary and uterus-sparing procedures for low-grade endometrial stromal sarcoma: a retrospective study of 153 cases [J]. Gynecol On-col, 2014, 132(3): 654 – 660.

[11] Chan J K, Kawar N M, Shin J Y, et al. Endometrial stromal sarcoma: a popula-tion-based analysis [J]. Br J Cancer, 2008, 99(8): 1210 – 1215.

[12] Shah J P, Bryant C S, Kumar S, et al. Lymphadenectomy and ovarian preserva-tion in low-grade endometrial stromal sarcoma [J]. Obstet Gynecol, 2008, 112 (5): 1102 – 1108.

[13] Signorelli M, Fruscio R, Dell' Anna T, et al. Lymphadenectomy in uterine low-grade endometrial stromal sarcoma: an analysis of 19 cases and a literature review [J]. Int J Gynecol Cancer, 2010, 20: 1363 – 1366.

[14] Dos Santos L A, Garg K, Diaz J P, et al. Incidence of LN and adnexal metastasis in endometrial stromal sarcoma [J]. Gynecol Oncol, 2011, 121: 319 – 322.

[15] Lissoni A, Cormio G, Bonazzi C, et al. Fertility-sparing surgery in uterine leio-myosarcoma [J]. Gynecol Oncol, 1998, 70(3): 348 – 350.

[16] Mancari R, Signorelli M, Gadducci A, et al. Adjuvant chemotherapy in stage I-II uterine leiomyosarcoma: a multicentric retrospective study of 140 patients [J]. Gynecol Oncol, 2014, 133: 531e6.

[17] Hensley M L, Wathen J K, Maki R G, et al. Adjuvant therapy for high-grade, uterus-limited leiomyosarcoma: results of a phase 2 trial (SARC 005)[J]. Cancer, 2013, 119: 1555 - 1561.

[18] Roque D R, Taylor K N, Palisoul M, et al. Gemcitabine and docetaxel compared with observation, radiation, or other chemotherapy regimens as adjuvant treatment for stage Ⅰ-to-Ⅳ uterine leiomyosarcoma [J]. Int J Gynecol Cancer, 2016, 26 (3): 505 - 511.

[19] Tap W D, Jones R L, Van Tine B A, et al. Olaratumab and doxorubicin versus doxorubicin alone for treatment of soft tissue sarcoma: an open-label phase 1b and randomised phase 2 trial [J]. Lancet, 2016, 388: 488 - 497.

脊柱

累及脊柱的软组织肉瘤可以原发于脊柱骨结构或椎旁软组织，如尤因肉瘤、滑膜肉瘤、恶性周围神经鞘瘤等；或者由脊柱邻近部位肿瘤直接生长浸润而来，如腹膜后脂肪肉瘤、肌源性肿瘤（横纹肌肉瘤、平滑肌肉瘤）等；也可以由其他部位的原发肿瘤转移而来。

【诊断推荐】

1. 临床症状

（1）疼痛：脊柱软组织肉瘤多起病缓慢且隐匿，初期仅表现为腰背部局部不适或伴有间歇性疼痛，劳累后加剧，休息后可缓解，甚至部分患者无明显症状。随着病情的进展，肿瘤逐渐增长，疼痛逐渐明显，或需要服用药物控制疼痛，如果肿瘤造成脊髓或神经压迫会导致剧烈疼痛，严重影响日常生活。

（2）包块：部分患者可于体表触及深部肿块，脊柱软组织肉瘤质地多较软，无明显波动感，边界尚较清楚，但肿块不易推动，可伴或不伴局部触痛。

（3）感觉或运动异常：肿瘤逐渐生长可破坏周围骨结构并侵袭椎管，压迫脊髓及神经根，导致神经功能障碍。可表现为肢体麻木、刺痛、感觉障碍或肌力减弱、精细动作障碍、二便异常等，严重者可出现截瘫的表现。

（4）畸形：由于局部疼痛及肿瘤对周围骨结构的破坏，患者可出现不同程度的脊柱后凸及（或）侧弯畸形。

2. 病史　转移性肿瘤患者多有明确既往病史，原发软组织肉瘤最易发生肺转移，而肺外转移则以骨（脊柱）转移为主。部分患者可于原发肿瘤切除术后数年甚至数十年后才发生脊柱转移。

3. 影像学检查

（1）X线：X线检查对于脊柱软组织肉瘤的诊断意义相对较小，肿瘤早期较少能在X线片上发现明显的影像学改变。脊柱原发或转移软组织肉瘤大多以溶骨性破坏为主，侵犯骨结构的可见骨质改变，肿瘤较大且向周围侵犯时可见脊柱周围异常软组织影或骨结构的破坏。

（2）CT：CT可以清晰地显示脊柱周围软组织肉瘤对骨结构的侵袭情况，多数软组织肉瘤在CT上表现为边界清晰的软组织肿块，当肿瘤侵袭骨结构时可见椎体及（或）附件结构的溶骨性破坏，周围可见反应性成骨，瘤体内可伴或不伴有钙化。根据CT影像可以帮助判断肿瘤组织对骨质的侵袭范围，结合WBB分期可以为肿瘤切除及脊柱稳定性重建提供重要依据。

（3）MRI：MRI对脊柱软组织肉瘤的诊断尤为重要，一方面MRI可以显示肿瘤对周围软组织的侵袭范围以及对脊髓和神经根的压迫程度；另一方面，还可以根据MRI信号对肿瘤性质进行判断，为肿瘤类型的鉴别诊断提供重要参考。以脂肪肉瘤为例，脂肪抑制序列是肿瘤诊断的重要参考依据，MRI对脂肪肉瘤的诊断阳性率要明显高于CT及PET-CT检测[1]。

（4）核医学检查：ECT及PET-CT/PET-MRI等核医学检查项目对于肿瘤诊断也有一定的参考意义，尤其是转移性肿瘤，结合既往病史及全身核素扫描，是判断患者临床预后及手术方案制订的重要参考依据。但需要注意，如脂肪肉瘤等对PET-CT不敏感，常常因假阴性而漏诊，诊断准确率不及 MRI，不作为必要的术前检查推荐[1]。

4. 病理检查 病理诊断是软组织肉瘤的金标准。由于累及脊柱的软组织肉瘤种类较多，而同时各类肿瘤的临床特征不同，对放化疗等综合治疗的敏感性不同，肿瘤临床预后不同，因此病理诊断对于临床治疗方案的选择，尤其是手术方案的制订尤为重要。对于脊柱软组织肉瘤患者，尤其是原发肿瘤患者，只要条件允许均需要进行活检以明确诊断。活检方式首选细针穿刺活检，如患者情况不适合穿刺或穿刺无法明确诊断时也可考虑选择切开活检。需要特别强调的是，活检作为临床诊疗的一部分，需要进行详细计划，并在后续手术治疗时一并予以考虑。

【外科治疗】

（1）对于原发肿瘤而言，En-bloc 切除是公认的最佳诊疗方案[2]。然而，由于脊柱局部解剖结构的复杂性，严格意义上的根治性切除是很难达到的。对于脊柱原发的软组织肉瘤，治疗方案的选择主要依据 WBB 分期[3]，确定肿瘤边界，并根据是否已经发生转移及局部解剖结构特点选择相应的手术方案，并尽量做到 R0 切除。

（2）对于转移性软组织肉瘤，可以参考转移瘤 Tomita 及 Tokuhashi 评分进行预后评估，指导手术方案的选择[4,5]。多数脊柱转移患者同时伴有肺等其他脏器转移，临床预后较差。

（3）目前对于脊柱软组织肉瘤外科治疗的大宗病例系列报道相对较少，主要以个案报道为主。综合相关文献结论推荐[1,2,6-9]：①对于孤立病灶，无论原发或转移，均可首选 En-bloc 切除或矢状 En-bloc 切除；②如肿瘤伴有较大的椎旁软组织肿块，可沿肿瘤包膜外予以逐步分离，并尽可能整块切除；③对于无法整块切除的肿瘤，可行分块切除，并尽可能扩大范围切除，但需注意保护周围重要神经血管等组织；为彻底切除肿瘤，必要时可以牺牲部分神经节血管，但需要注意进行重建；④对跳跃性病灶或需多次手术治疗者，根据患者临床表现及影像学检查结果明确责任病灶并予优先处理，首要目的是挽救神经功能、防止瘫痪、提高生活质量，并为后续治疗提供机会；⑤对于无法彻底切除的肿瘤可行减瘤手术，解除脊髓及神经根压迫，缓解症状；⑥肿瘤切除后可行术中化疗或以无盐水冲洗浸泡术野；术后多需行稳定性重建。

【综合治疗】

（1）对于部分化疗敏感的肿瘤，可以考虑"新辅助化疗"方案[2]。先期利用全身化疗控制肿瘤生长，肿瘤"降期"缩小、边缘清晰、质地改变以后将有利于手术治疗，部分原本不适合手术的肿瘤可以重新获得手术机会，甚至实现 En-bloc 切除。

（2）考虑到脊髓对放疗的耐受性，仅对放疗极为敏感且瘤体较小的患者考虑术前放疗；或通过一半剂量的术前放疗使肿瘤病灶缩小，以利于术中完整切除。术后放疗作为综合治疗的重要部分，对于敏感患者局部病灶的控制具有一定的疗效。

（3）随着靶向治疗、免疫治疗以及生物治疗等综合治疗手段的进步，部分肿瘤不再依赖手术切除，甚至可以仅依靠药物控制肿瘤进展。对于这部分肿瘤，外科治疗应充分考虑手术风险与获益之间的平衡。对于必须手术的患者，可以进行减瘤手术或分离手术，不再强调肿瘤的彻底切除，转而关注患者围手术期的治疗获益。

（4）对于转移性软组织肉瘤，手术治疗能缓解局部症状，重建脊柱稳定性，为后续治疗赢得机会，但对于疾病的全身进展还需要坚持全身综合治疗。

（肖建如）

参考文献

[1] Zhao C, Han Z, Xiao H, et al. Surgical management of spinal liposarcoma: a case series of 7 patients and literature review [J]. Eur Spine J, 2016, 25(12): 4088 - 4093.

［2］ Mattei T A, Teles A R, Mendel E. Modern surgical techniques for management of soft tissue sarcomas involving the spine: outcomes and complications ［J］. J Surg Oncol, 2015, 111(5): 580 - 586.

［3］ Boriani S, Weinstein J N, Biagini R. Primary bone tumors of the spine. Terminology and surgical staging ［J］. Spine（Phila Pa 1976）, 1997, 22(9): 1036 - 1044.

［4］ Tomita K, Kawahara N, Kobayashi T, et al. Surgical strategy for spinal metastases ［J］. Spine（Phila Pa 1976）, 2001, 26(3): 298 - 306.

［5］ Tokuhashi Y, Matsuzaki H, Oda H, et al. A revised scoring system for preoperative evaluation of metastatic spine tumor prognosis ［J］. Spine（Phila Pa 1976）, 2005, 30(19): 2186 - 2191.

［6］ Tanaka K, Ozaki T. New TNM classification（AJCC eighth edition）of bone and soft tissue sarcomas: JCOG Bone and Soft Tissue Tumor Study Group ［J］. Jpn J Clin Oncol, 2019, 49(2): 103 - 107.

［7］ Xu K, Lou Y, Sun R, et al. Establishment of a nomogram-based model for predicting the prognostic value of inflammatory biomarkers and preoperative d-dimer level in spinal Ewing's sarcoma family tumors: A retrospective study of 83 patients ［J］. World Neurosurg, 2019, 121: e104 - e112.

［8］ Zhao C, Gao X, Yang J, et al. Surgical management and outcome of spinal alveolar soft part sarcoma（ASPA）: a case series of five patients and literature review ［J］. World J Surg Oncol, 2017, 15(1): 39.

［9］ Yang M, Zhong N, Zhao C, et al. Surgical management and outcome of synovial sarcoma in the spine ［J］. World J Surg Oncol, 2018, 16(1): 175.

四肢

软组织肉瘤是来源于脂肪、筋膜、肌肉、纤维、淋巴及血管的罕见恶性肿瘤，可以来自任何身体部位的间充质组织。软组织肉瘤有不同的组织学、生物学特性和不一样的局部浸润、血行和淋巴转移倾向。按身体不同部位的发病概率排列为下肢、躯干、头颈、上肢。本病中老年人发病率较高，无性别差异。软组织肉瘤可发生于任何部位，约75%的病变位于四肢。

【概述】

手术治疗是软组织肉瘤的主要治疗措施，能够明显改善患者的预后。2018年美国国家综合癌症网络（NCCN）发布的软组织肉瘤治疗指南认为，进行局部肿瘤切除的保肢手术，不论是否联合放疗，都是比较有效的软组织肉瘤治疗方案；对于大多数的四肢软组织肉瘤的患者，推荐进行保肢手术来实现局部肿瘤的控制[1]。

指南提出，对于软组织肉瘤的手术目标是在肿瘤完整切除的前提下，尽量保留肢体的功能。只有在肿瘤不能完整切除，或切除时必须牺牲重要的组织结构才能达到足够的安全边界时才考虑进行截肢手术。

【术前评估和准备】

软组织肉瘤常常会给外科医生带来很多的挑战，因此，对于软组织肉瘤的治疗应该进行多学科的协作，如进行新辅助的化疗和放疗等。手术治疗的目标是进行无肿瘤残留的切除，但是在一些富有挑战的病例中，手术前必须考虑如何平衡手术切缘和患者的术后功能以及生活质量，术中如何进行骨与软组织的重建[2]。

磁共振（MR）成像是软组织肉瘤局部评估最有用的方法，需要关注的方面有：肿瘤大小、深浅、生长方式（在间室内或成侵袭性生长）、累及范围、包膜是否清晰、周围是否有水肿、血管神经束有无侵犯、骨骼有无侵犯、淋巴结有无受累、肿瘤是否有主要的滋养血管（可考虑进行术前血管栓塞）。

【手术治疗】

四肢软组织肉瘤的手术切除应以扩大的广泛切除为主，即完整切除肿瘤组织、不进入肿瘤，并且在肿瘤周围留有足够的正常组织边缘，同时要尽可能保留主要的神经血管结构。如果肿瘤组织有包膜，则手术切除应在肿瘤包膜外的组织进行，如果肿瘤没有明显的包膜，则切除应在肿瘤外未受累及的正常组织进行。

1. 活检 病理学在肿瘤患者的治疗方案制订中具有重要的作用，几乎所有需要手术切除的四肢软组织肉瘤在切除前都应进行活检。活检切口应设计在适当的位置，以便在手术时完全切除。对于四肢软组织肉瘤,通常使用纵向切口。研究表明,与切开活检相比,穿刺活检是安全的,且创伤较小[3]。切开活检的主要优点是病理学家可以获得更多的组织,以明确诊断和进行额外的细胞学检查。

2. 组织学类型对手术的影响　病理学检查结果对于软组织肉瘤的治疗有指导意义。一些特殊类型的软组织肉瘤,如腺泡型横纹肌肉瘤和促结缔组织增生性小圆细胞肿瘤,化疗是主要的治疗手段,不一定需要进行手术治疗。

1 mm 的切缘对于低级别或不太具有侵袭性的肉瘤是足够的。相反,高级别肉瘤如果沿着组织平面扩散并有转移倾向,则可能需要更广泛的手术切缘。黏液样纤维肉瘤以侵犯筋膜和其他周围组织为特征,这类肿瘤较其他组织亚型的侵袭性更为显著[4]。局部复发率接近 60%,转移率为 15%[5]。黏液样纤维肉瘤具有浸润周围组织生长的特点,手术切缘常常为阳性,因此对于黏液样纤维肉瘤,根据影像学的测量来决定手术切除的范围是不可靠的,通常应进行切缘大于 3 cm 的大范围手术切除。

3. 切除范围　对于可完全切除的肿瘤,必须是连同周围的正常组织一并切除,也包括活检部位、皮肤及其附近的肌肉。广泛切除能够降低软组织肉瘤的局部复发率,通常认为切除的肉瘤外正常组织"超过 10 mm"就是广泛切除[6]。

此外,手术切缘应根据肿瘤周围组织的类型、肿瘤的侵袭性、与邻近神经血管束的关系以及功能损伤程度来确定。肿瘤周围的水肿反应区有时在显微镜下可以观察到肿瘤细胞,因此,如果手术保留肿瘤周围的水肿反应区,那么将可能有 40% 的复发概率[7]。对于存在水肿反应区的肿瘤,应进行广泛切除,理想的广泛切除边界对于皮肤、脂肪和肌肉组织应距离肿瘤 2 cm,以完整切除反应区内潜在的肿瘤细胞[8]。筋膜有很好阻隔肿瘤的作用,因此,只要存在 1 mm 的深筋膜、骨膜或动脉外膜就被认为是非常好的手术边界[9]。

4. 手术切缘　手术切缘阳性对于局部术后是否复发是非常好的

预测指标。然而切缘是否阳性对患者的总体生存时间无显著影响，这可能是因为切缘的病理结果只显示了取样部分的结果，而很难做到显示所有的手术切缘。尽管如此，切缘阳性与较高的局部复发率、较短的无瘤生存时间和发生转移的时间相关[10]。比较有经验的软组织肉瘤手术团队应在术前制订仔细的手术计划，能够在保留重要组织结构的前提下尽量避免切缘阳性，从而提高患者的肿瘤学预后。

四肢软组织肉瘤的治疗目标是尽量减少局部复发，改善生活质量，提高生存时间。NCCN 推荐手术切除结合放射治疗的方式来治疗软组织肉瘤，特别是肿瘤周围存在重要的血管神经等组织结构，手术切除不能够获得足够的安全边界时，需要放疗来辅助治疗，以减少局部的复发率。为增加术后放疗的准确性，手术医师可以在没有足够安全边界的组织周围放置血管夹标记瘤床，对放射治疗师的术后放射治疗提供指导。

5. 血管神经束受累　25%的软组织肉瘤接触或包绕重要的血管神经束[11]。术前及术中根据肿瘤和血管神经束的关系进行适合的切除及术后处理，能够降低局部的复发及改善预后。如果肿瘤与血管神经束有接触，但是血管神经束外的脂肪层仍然完整，可以进行保肢手术，但切除可能是边缘切除，此时，需要进行术后放疗。如果重要的血管部分或被完全包裹，则需要牺牲血管进行截肢，或利用生物材料和合成材料进行血管重建。血管神经受到侵犯与较差的预后相关，特别是在有肿瘤性血管栓塞形成时[12]。

主要的神经被累及时，可进行部分或完全的神经切除。如果血管神经束外的脂肪层不完整或被累及，但是神经并没有被包绕，此时可行神经外膜切除术，神经外膜切除可以保留安全的手术切缘。如果神经被完全包裹，则只能牺牲神经和肢体功能，进行神经切除，神经切除后可进行神经移植或移位，但是效果目前仍不满意；神经被肿瘤完全包绕时，也可行截肢手术[12,13]。Fuchs 等人发现当肿瘤侵犯坐骨神经时，进行保肢手术并完整切除受累的坐骨神经，患者术后的肢体功能仍能接受,因此认为,当坐骨神经受侵犯,需要进行髋离断或下肢截肢时,牺牲坐骨神经进行完整的肿瘤切除是一种可以考虑的手术方式[14]。有时也可以进行肌腱转位来代偿神经切除后带来的功能缺陷[9]。

6. 骨骼受累　尽管只有5%～9%的软组织肉瘤侵犯骨骼,但是,肿瘤侵犯骨骼是增加肿瘤转移、截肢的独立预后因素。存在骨骼受累会降低患者的生存率,研究提示没有骨骼受累的软组织肉瘤患者的5年生存率是79%,而有骨骼受累的5年生存率只有47%[15]。

在没有明显骨骼被累及的情况下,切除范围到达骨组织,甚至连骨膜一同进行广泛切除是足够安全的手术切缘,但是应该避免骨膜的广泛剥离,除非确实有必要为满足安全的手术边界进行广泛的骨膜切除,因为这可能会增加后期与放疗相关的病理性骨折的风险,特别是股骨这样的下肢负重骨。

如果术前CT及MRI提示肿瘤累及骨骼的皮质或髓质,则需要进行受累骨骼的切除,并根据术前计划进行重建。术中可以通过评估肿瘤组织是否与骨外膜粘连来判断是否存在骨骼侵犯,从而决定是否需要进行骨组织切除[15]。如果皮质或髓质受累,相对安全的边界是距离肿瘤侵犯的骨组织边缘2～3 cm以上。

7. 皮肤受累　当肿瘤累及皮肤及表浅的皮下组织时,术前应进行充分的准备,以免肿瘤切除后伤口不能闭合或发生切口并发症。侵犯皮肤的肿瘤,由于受累部位及周围皮肤的弹性变差,在手术切除后可能出现较大的软组织缺损和皮肤缺损,如果皮肤缺损较大,不能够一期进行关闭,那么可分期进行切口关闭,或者通过植皮和皮瓣来进行伤口的修复。此外,辅助放疗可能导致出现伤口不愈合或感染等并发症,在手术时也需要予以考虑。

8. 淋巴结切除　在大多数情况下,无论组织学肿瘤类型如何,软组织肉瘤很少侵犯淋巴结,只有在存在区域淋巴结转移的临床或影像学证据时,才建议进行区域淋巴结的切除和清扫。

有淋巴结转移倾向的软组织肉瘤类型有横纹肌肉瘤、血管肉瘤、透明细胞肉瘤、上皮样肉瘤和滑膜肉瘤。如果很快发现淋巴结扩散而没有全身转移的迹象，这些患者的生存率与四肢局限性高级别肉瘤的患者预后相似[16]。

9. 截肢术　截肢曾被认为是控制四肢软组织肉瘤局部复发率的标准治疗方案[17]。随着手术技术的提高、重建方式的增加、多模式治疗的引入、选择合适的患者进行有效的辅助治疗等，在不导致明显术后功能缺陷的前提下，降低了需要进行截肢手术的患者比例。研究显示保肢手术联合放疗对于肢体的高级别软组织肉瘤是一个非常有效的治疗方案，局部复发率为 15%，与截肢患者在总体生存率和无瘤生存时间上没有显著差别[18]。

截肢手术对于无法进行保肢手术的患者能够减少局部复发。进行截肢手术时，截肢水平取决于肿瘤的位置，为保证足够的手术切除范围，应该尽量选择跨关节的截肢平面，如小腿的肿瘤应选择股骨远端截肢，如果不能做到跨关节的截肢平面，也应当尽量远离肿瘤进行截肢。

【在复发病例中进行手术切除的相关问题】

软组织肉瘤复发再次手术时，边界是否阳性仍然是影响是否再次发生复发的关键因素。当复发后手术边界阳性时，5 年内再次复发的概率是 80%；而当复发后手术的切缘阴性时，5 年内再次复发的概率只有 11%[19]。

肿瘤的复发时间与患者的预后相关，越早复发，患者的预后越差。当软组织肉瘤复发时间小于 2 年，患者的 5 年总体生存率是 46%，而当复发时间大于 2 年时，5 年总体生存率是 83%[20]。当肿瘤复发后，如果重要的血管神经束离肿瘤很近、较难分离及获得安全的手术边界，可选择进行截肢手术，但是对于复发的软组织肉瘤，截肢手术能够减少局部的再次复发，但不能改善生存率[20]。

（张伟滨）

参考文献

［1］ von Mehren Margaret, Randall R Lor, Benjamin Robert S, et al. Soft tissue sar-
coma, version 2.2018, NCCN Clinical Practice Guidelines in Oncology ［J］. J Natl
Compr Canc Netw, 2018, 16: 536 - 563.

［2］ Dei Tos Angelo Paolo, Bonvalot Sylvie, Haas Rick. The key role of pathology,
surgery and radiotherapy in the initial management of soft tissue sarcoma ［J］. Fu-
ture Oncol, 2018, 14: 15 - 23.

［3］ Welker J A, Henshaw R M, Jelinek J, et al. The percutaneous needle biopsy is
safe and recommended in the diagnosis of musculoskeletal masses ［J］. Cancer,
2000, 89(12): 2677 - 2686.

［4］ Gronchi A, Colombo C, Raut C P. Surgical management of localized soft tissue
tumors ［J］. Cancer, 2014, 120(17): 2638 - 2648.

［5］ Huang H Y, Lal P, Qin J, et al. Low-grade myxofibrosarcoma: a clinicopatho-
logic analysis of 49 cases treated at a single institution with simultaneous assess-
ment of the efficacy of 3-tier and 4-tier grading systems ［J］. Hum Pathol, 2004, 35
(5): 612 - 621.

［6］ Trovik C S, Skjeldal S, Bauer H, et al. Reliability of margin assessment after sur-
gery for extremity soft tissue sarcoma: the SSG experience ［J］. Sarcoma, 2012,
2012: 290698.

［7］ Robinson E, Bleakney R R, Ferguson P C, et al. Oncodiagnosis panel: 2007:
multidisciplinary management of soft tissue sarcoma ［J］. Radiographics, 2008,
28: 2069 - 2086.

［8］ Cable M G, Randall R L. Extremity soft tissue sarcoma: tailoring resection to his-
tologic subtype ［J］. Surg Oncol Clin N Am, 2016, 25: 677 - 695.

［9］ Gerrand C H, Wunder J S, Kandel R A, et al. Classification of positive margins
after resection of soft tissue sarcoma of the limb predicts the risk of local recur-
rence ［J］. J Bone Joint Surg Br, 2001, 83: 1149 - 1155.

［10］ Fleming J B, Berman R S, Cheng S C, et al. Long-term outcome of patients with
American Joint Committee on Cancer stage Ⅱ B extremity soft tissue sarcomas ［J］.
J Clin Oncol, 1999, 17: 2772 - 2780.

［11］ Holzapfel K, Regler J, Baum T, et al. Local staging of soft tissue sarcoma: em-
phasis on assessment of neurovascular encasementvalue of MRimaging in 174 con-
firmed cases ［J］. Radiology, 2015, 275: 501 - 509.

［12］ LeVay J, O'sullivan B, Catton C, et al. Outcome and prognostic factors in soft tissue sar-
coma in the adult ［J］. Int J Radiat Oncol Biol Phys, 1993, 27: 1091 - 1099.

［13］ Clarkson P W, Griffin A M, Catton C N, et al. Epineural dissection is a safe tech-
nique that facilitates limb salvage surgery ［J］. Clin Orthop Relat Res, 2005, 438:

92 - 96.

[14] Lee G W, Mackinnon S E, Brandt K, et al. A technique for nerve reconstruction following resection of soft tissue sarcoma [J]. J Reconstr Microsurg, 1993, 9: 139 - 144.

[15] Ferguson P C, Kulidjian A A, Jones K B, et al. Peripheral nerve considerations in the management of extremity soft tissue sarcomas [J]. Recent Results Cancer Res, 2009, 179: 243 - 256.

[16] Riad S, Griffin A M, Liberman B, et al. Lymph node metastasis in soft tissue sarcoma in an extremity [J]. Clin Orthop Relat Res, 2004, 426: 129 - 134.

[17] Clark M A, Thomas J M. Amputation for soft tissue sarcoma [J]. Lancet Oncol, 2003, 4: 335 - 342.

[18] Rosenberg S A, Tepper J, Glatstein E, et al. The treatment of soft tissue sarcomas of the extremities: prospective randomized evaluations of (1) limb-sparing surgery plus radiation therapy compared with amputation and (2) the role of adjuvant chemotherapy [J]. Ann Surg, 1982, 196: 305 - 315.

[19] Hideshi S, Satoshi T, Masahiro Y, et al. What is the success of repeat surgical treatment of a local recurrence after initial wide resection of soft tissue sarcomas? [J]. Clin Orthop Relat Res, 2018, 476: 1791 - 1800.

[20] Stojadinovic A, Jaques D P, Leung D H, et al. Amputation for recurrent soft tissue sarcoma of the extremity: indications and outcome [J]. Ann Surg Oncol, 2001, 8: 509 - 518.

骨盆

　　骨盆环软组织肉瘤是指涉及骨盆以及周围软组织的起源于间叶组织且原发于软组织的恶性肿瘤，主要来源有脂肪、筋膜、肌肉、纤维、淋巴及血管，包括盆腔内、外的除脏器来源的所有软组织肉瘤。笔者单位统计原发骨盆环软组织肉瘤占所有骨盆肿瘤的 30% 左右，占所有软组织肉瘤的 20%～25%，多见于 40～60 岁的患者，男女比例无统计学差异。骨盆环来源的软组织肉瘤主要的病理分型有恶性神经鞘瘤、恶性神经纤维瘤、脂肪肉瘤、滑膜肉瘤、平滑肌肉瘤、纤维肉瘤、腺泡状软组织肉瘤、血管肉瘤、未分化肉瘤等，该部位的肉瘤预后较肢体软组织肉瘤差，手术完整切除、临床分期和病理分级是影响预后的主要因素[1]。

【诊断推荐】

（1）骨盆环软组织肉瘤早期症状不典型或无症状，容易漏诊、误诊，诊断明确时肿瘤已经比较大，推荐增强 CT 与 MRI。

（2）盆腔增强 CT 扫描是诊断和评估盆腔软组织肉瘤的主要方法，也是制订手术合理计划的主要根据。CT 扫描判断肿瘤的来源，并对肿瘤侵犯的范围，以及与周围脏器、血管、神经和骨骼的关系做出评价，对于部分典型病例可辅助鉴别肿块的性质。

（3）MRI 扫描在鉴别盆腔软组织肉瘤性质和来源上优于 CT 扫描，当增强 CT 扫描无法满足诊断需要或存在禁忌时，MRI 平扫或增强扫描是最佳的检查手段。MRI 平扫或增强扫描对于评估骨盆周围肿瘤，尤其是在了解肿块与特殊结构如神经出口或坐骨切迹的关系上更有优势。

（4）若影像学显示肿瘤能完整切除且无计划进行术前辅助放化疗的患者，不必要行手术前活检。如病灶需要与转移癌等鉴别诊断，或不可完整切除的肿瘤，拟通过新辅助放化疗缩小肿瘤病灶的患者，推荐在 B 超或 CT 引导下经皮穿刺活检明确诊断。

（5）关于术中冰冻的认识：手术前计划需充分认识不同类型肿瘤的生物学行为和预后，一般不建议根据术中冰冻切片结果决定手术切除范围，也不建议探查性手术。冰冻病理学诊断的准确率与病理专家的诊断水平密切相关，应该于有条件的医院开展，仅在处理评估特殊类型手术或骨、神经、血管切缘等特殊情况下应用[1]。

（6）切开活检有导致盆腔暴露受到肿瘤污染的风险，还可能破坏解剖结构，导致手术不能完整切除肿瘤，这种方法的活检因缺乏三维影像引导，可能损伤重要的血管、神经结构。对于能够完整手术切除者，可在术后通过病理学检查明确诊断[2]。

【手术策略】

目前手术仍是骨盆环软组织肉瘤获得根治的唯一可能手段。一次性完整的手术切除是决定患者是否能长期生存的重要预后因素。因骨盆解剖结构复杂，肿瘤常累及相邻脏器与重要血管神经，术前需充分评估，常需胃肠外科、骨科、泌尿外科、血管外科、妇科、麻醉科、输血科等多学科团队协作完成手术治疗。

1. 手术时机　首次手术是患者获得可能根治的最佳时机，最佳的手术方式和切缘需要根据肿瘤的病理级别和分期决定。对于低级别的软组织肉瘤，手术是获得根治的主要手段，也是决定患者是否长期生存的最重要的预后因素，故应尽可能做到广泛切除。对于高级别软组织肉瘤，广泛切除尚不足以改善患者的预后，还需要联合放疗、化疗等手段，提倡多学科协作小组讨论，为患者定制个体化的治疗方案。对放、化疗敏感的肿瘤提倡术前行辅助放疗、化疗，直至肿瘤明显缩小，力求获得完整切除[2]。

2. 手术切除范围　肉眼残留或镜下切缘阳性会增加局部复发风险，如肿瘤紧邻不够安全的结构与器官，术后放疗可以提高肿瘤的局部控制率，并延长无复发生存期。减瘤手术仅应用于某些低级别的软组织肉瘤。对于高级别骨盆环软组织肉瘤患者，减瘤手术虽然可以暂时缓解部分症状，但不能改善其OS，且手术并发症和死亡率都很高，需要对手术的获益和风险进行评估。外科手术应切除肿瘤并获得适当的肿瘤学边界，有时为了保留关键的神经血管结构、骨骼、关节等，边界可能会小一些。晚期广泛浸润周围脏器不能完全切除以及出现远隔转移的患者，应尽量行肿瘤的部分切除术，以减轻肿瘤对邻近器官压迫而产生的症状，并改变机体与肿瘤的比势。可切除的局部复发病灶，应努力争取获得再次完整切除，但随着复发次数增加，完整切除概率逐渐减少，再次复发概率升高。对于组织学分级高、进展迅速、复发间期短或多病灶的肿瘤，如高级别的肿瘤或分化不好的脂肪肉瘤，如果技术上可行，可再次切除。部分经过选择的患者可能从放疗、化疗或放化疗联合治疗中获益。

3. 经影像学检查发现以下情况时应判断为肿瘤不可完整切除
如广泛的大血管侵犯（髂血管、腔静脉受累是手术的相对禁忌）；广泛
的骨盆腔粘连；多部位的远处转移；重要脏器、肠道受侵犯；多部位脊
柱椎体或脊髓受侵犯。对于如果复发，技术上将难以切除或将导致
显著并发症的病灶，考虑行辅助放疗。

4. 辅助放疗　　评估切除标本时，手术切缘应由外科医生和病理
科医生共同记录。如果最终病理示切缘阳性（骨、神经或重要血管除
外），而手术对功能不会造成显著影响，强烈推荐再次手术切除以获
得阴性切缘。对于软组织切缘距离肿瘤近，或者在骨、重要血管或重
要神经的切缘呈镜下阳性的患者，应考虑行辅助放疗。大多数非典
型脂肪性肿瘤/高分化脂肪肉瘤（ALT/WDLS）患者不需要行放疗。
当切缘不确定时，建议请放射科医生会诊。

5. 活检部位　　理想情况下，活检部位应该连同根治性手术的切
除标本整块切除。切除平面应始终保持肉眼外观正常而不被肿瘤污
染。如果肿瘤邻近重要的血管或神经，或使重要的血管或神经移位，
切除动脉外膜或神经束膜后下层的神经血管结构肉眼未见受侵，则
不需要切除这些血管或神经。

6. 术中标识　　手术夹子应放置在术野和其他相关结构的边缘做标
识，以帮助将来可能需要的放疗定位。如果使用闭式吸引引流，则引流应
远离邻近手术切口边缘的皮肤（对于再次切除或需要行放疗的患者）。

7. 半骨盆或全骨盆离断术　　在考虑半骨盆离断之前，应由有软
组织肉瘤治疗经验的外科医生对患者进行评估。如果考虑通过半骨
盆离断来治疗骨盆环肉瘤或预期肿瘤肉眼全部切除将导致肢体没有
功能，在手术前应征求患者的意愿，谨慎决策。全骨盆离断术是慎之
又慎的手术方式，应当结合患者病情、医院综合实力与患者家庭意愿
审慎把握[3]。

【术后康复】

（1）将骨盆环周围受累的骨和软组织组织与肿瘤一起广泛切除可

获得无瘤边界，降低复发率，骨缺损采用肿瘤型假体、异体骨等方法重建可恢复良好的肢体功能。在进行保肢术后的康复干预时，应特别注意需要形成足够并坚强的瘢痕组织才能大负荷地康复治疗，这对于骨盆与周围关节的功能恢复至关重要。

（2）建立术后康复团队（物理疗法/作业疗法）与骨盆环肿瘤外科团队之间的直接沟通，以优化患者的治疗。沟通的内容包括在治疗开始之前讨论康复/手术限制、预防措施和康复方案。

（3）综合康复评估应考虑肿瘤治疗相关的副作用和先前的合并症（如淋巴水肿、化疗引起的神经病变、放射毒性、骨愈合等）。

（4）基于患者先前的功能水平、预期手术恢复情况和个人目标，制订康复治疗计划[3]。

（蔡郑东）

参考文献

［1］ 蔡郑东，纪方.骨盆外科学［M］.2版.上海：上海科学技术出版社，2019：3.
［2］ Von Mehren M, Randall R L, Benjamin R S , et al. Soft Tissue Sarcoma, Version 2.2018, NCCN Clinical Practice Guidelines in Oncology［J］.J Natl Compr Canc Netw, 2018, 5,16(5)：536－563.
［3］ 中国抗癌协会肉瘤专业委员会，中国临床肿瘤学会.软组织肉瘤诊治中国专家共识(2015 年版)［J］.中华肿瘤杂志，2016,38(4)：310－320.

（四）特殊病理类型软组织肉瘤的治疗

横纹肌肉瘤

横纹肌肉瘤（RMS）是一种具有骨骼肌分化特征的少见、类型复杂的肿瘤，年发病率约为 0.6/10 万。儿童多见，占儿童恶性肿瘤的 4.5％。在儿童中有两个发病高峰年龄段，一个是 2～6 岁，另一个是 10～18 岁。低龄段主要以胚胎型为主，主要发生在头颈部和泌尿生殖系统部位，高龄段以腺泡状横纹肌肉瘤为主，主要发生于肢体、躯干和头颈部位。胚胎型虽然属于散发的，但也有与家族性综合征有关，包括 Li-Fraumeni 综合征、神经纤维瘤病 I 型。

病理诊断的免疫组化标志物主要有 desmin、myogenin、MyoD1、muscle-specific actin 阳性表达。发病机制仍然不明，有学者认为与骨骼肌祖细胞生长、分化失调有关。初步研究显示 MET、MIF、P53 的基因突变与肿瘤的发生发展相关[1]。分子生物学特征包括染色体易位、杂合性丢失、非整倍体核型。胚胎型的特征为 11p15 基因座的杂合子丢失相关，其他包括 FGFR1 和 NRAS 突变。腺泡型的主要表现为 MYCN 和 CDK4 基因突变。

RMS 总体对化疗较为敏感，其中胚胎型横纹肌肉瘤、腺泡型横纹肌肉瘤、未分化横纹肌肉瘤属于高度化疗敏感肿瘤。但是，化疗疗效维持时间较短，多数停止化疗 2～3 周肿块开始反弹，建议适当把控化疗药物剂量，或适时使用 G-CSF 等。化疗基本方案主要为 VAC（长春新碱、放线菌素 D、环磷酰胺）方案。美国儿童肿瘤协作组（COG）结合组织学类型、原发部位、是否需要二次切除及有无远处转移的因素将横纹肌肉瘤分为低危、中危、高危三个等级。结果显示低、中危患者疗效较好，在低危组，缩短化疗疗程及降低 CTX 剂量并不影响疗效，且毒性降低。但高危和复发转移性横纹肌肉瘤疗效仍不佳。主要原因是 VAC 方案疗效有限，故对于高危的、复发转移的病例，新化疗药物和靶向药物在国内外已有诸多尝试，并在中危患者中也有应用[2]。欧洲儿童软组织肉瘤研究组（EpSSG）推荐 RMS 的标准化疗方案为 IVA[3]，用 IFO 替代 CTX 以降低对性腺的毒性。目前，笔者所在科室选择蒽环类替代放线菌素 D 作为 VAC 一线用药，或与 IE 方案（IFO＋VP16）交替使用，作为术前新辅助化疗使一些术前评估很难做到 R0 切除的患者完成了 R0 手术，并保存了相关部位和器官的功能。二线化疗可以尝试的药物包括 TPT、VP16、GEM、TXT。靶向药物不推荐作为一线治疗用药，对于化疗失败的患者，可以考虑使用多靶点小分子的药物作为姑息性治疗。

RMS 对于放疗也比较敏感,特别是分化较差的胚胎型横纹肌肉瘤、腺泡型横纹肌肉瘤、未分化横纹肌肉瘤。放疗在 RMS 中的应用主要为控制局部复发及改善预后,影响治疗效果的因素包括原发灶部位、术后残留病灶数[4]。有研究表明,保守手术加近距离放疗可保留器官组织的结构和功能而不影响疗效[5]。放疗在小儿患者中的使用还面临远期毒性的挑战[6],适形调强和质子重离子放疗可减轻反应而保证疗效[7]。有区域性淋巴结转移的患者切除后辅以放疗有助于改善预后。

手术切除既要保证 R0 切除,同时要尽可能保留相关器官功能。手术安全边界的确定具有挑战性,关键在于术前充分评估,必要时术前应进行多学科讨论。成年人 2 cm 的边界显然不适用于儿童,一般推荐 0.5 cm,但证据不是很充分。手术边界应给予标记以精确估计边界情况,不可切除肿瘤也应在瘤床用钛夹标记,以便后续的放疗及再手术。对于肿瘤体积较大不便于立即切除的患者,需要进行诱导化疗后,对患者再次进行影像学重新评估。一项欧洲的大规模回顾性分析提示,即使有远处转移,对原发灶给予积极的局部控制(手术合并放疗)仍可以改善预后[8]。局部复发在有肉眼残留的患者中较常见,对于化疗后稳定的转移灶推荐给予切除,术后进行放疗[9]。一些高危患者,如腺泡状 RMS 或区域淋巴结阳性,或肿瘤直径大于 5 cm,或大于 10 岁的儿童以及已有远处转移患者,数据显示对复发病灶的切除可以提高 8%～37% 的 5 年生存率[10]。

横纹肌肉瘤属于高级别(G3)恶性软组织肉瘤,总体预后欠佳。不同病理亚型预后也有不同,葡萄样横纹肌肉瘤、梭形细胞横纹肌肉瘤预后相对较好,胚胎型横纹肌肉瘤、腺泡型横纹肌肉瘤、未分化横纹肌肉瘤预后差。其他预后因素有年龄、原发灶部位、肿瘤大小、区域淋巴结是否转移、有无远处转移、转移灶数目、组织病理类型(融合状态)及手术切除是否完整。一般年龄小于 12 岁、肿瘤直径≤5 cm、组织类型为胚胎型无融合状态、无淋巴结及远处转移、手术切除完整的患者预后好。

（林　峰）

参考文献

［1］ Xu J, Timares L, Heilpern C, et al. Targeting wild-type and mutant p53 with small molecule CP-31398 blocks the growth of rhabdomyosarcoma by inducing reactive oxygen species-dependent apoptosis ［J］. Cancer Res, 2010, 70: 6566 – 6576.

［2］ Hawkins D S, Gupta A A, Rudzinski E R. What is new in the biology and treatment of pediatric rhabdomyosarcoma? ［J］. Curr Opin Pediatr, 2014, 26: 50 – 56.

［3］ Dantonello T M, Int-Veen C, Harms D, et al. Cooperative trial CWS-91 for localized soft tissue sarcoma in children, adolescents, and young adults ［J］. J Clin Oncol, 2009, 27: 1446 – 1455.

［4］ Wharam M D, Hanfelt J J, Tefft M C, et al. Radiation therapy for rhabdomyosarcoma: local failure risk for Clinical Group Ⅲ patients on Intergroup Rhabdomyosarcoma Study Ⅱ ［J］. Int J Radiat Oncol Biol Phys, 1997, 38: 797 – 804.

［5］ Raney R B, Anderson J R, Barr F G, et al. Rhabdomyosarcoma and undifferentiated sarcoma in the first two decades of life: a selective review of intergroup rhabdomyosarcoma study group experience and rationale for intergroup rhabdomyosarcoma Study V ［J］. J Pediatr Hematol Oncol, 2001, 23: 215 – 220.

［6］ Eaton B R, McDonald M W, Kim S, et al. Radiation therapy target volume reduction in pediatric rhabdomyosarcoma: implications for patterns of disease recurrence and overall survival ［J］. Cancer, 2013, 119: 1578 – 1585.

［7］ McDonald M W, Esiashvili N, George B A, et al. Intensity-modulated radiotherapy with use of cone-down boost for pediatric head-and-neck rhabdomyosarcoma ［J］. Int J Radiat Oncol Biol Phys, 2008, 72: 884 – 891.

［8］ Ben Arush M, Minard-Colin V, Mosseri V, et al. Dose aggressive local treatment have an impact on survival in children with metastatic rhabdomyosarcoma? ［J］. Eur J Cancer, 2015, 51: 193 – 201.

［9］ Dantonello T M, Winkler P, Boelling T, et al. Embryonal rhabdomyosarcoma with metastases confined to the lungs: report from the CWS Study Group ［J］. Pediatr Blood Cancer, 2011, 56: 725 – 732.

［10］ Hayes-Jordan A, Doherty D K, West S D, et al. Outcome after surgical resection of recurrent rhabdomyosarcoma ［J］. J Pediatr Surg, 2006, 41: 633 – 638.

平滑肌肉瘤

平滑肌肉瘤（leiomyosarcoma，LMS）是一种来源于平滑肌细胞的软组织恶性肿瘤，占所有软组织肉瘤的 5%～10%。多发生于中、老年患者，儿童和青少年相对较少。可发生于机体的任何部位，除了子宫（详见子宫肉瘤）、胃肠、腹膜后、肢体高发部位外，肾、骨、颅内、胰腺等也有发生。

手术是唯一可能根治平滑肌肉瘤的方法，MRI、CT 和骨扫描的术前分期综合评估尤为重要。功能性 MRI 的发展可以清楚地显示肿瘤与周边组织的关系，常规用于初诊分期及治疗的动态评估及随访中[1]。高分辨率 CT 主要用于检测远处转移病灶，尤其是肺或腹腔脏器的转移。PET-CT 具有全身显像的优势，SUV 值与有丝分裂计数和分级相关[2]，治疗前的 PET-CT 检测不仅有助于良、恶性的判断，还可充分发现较为隐匿、无症状的转移病灶，有助于高级别肿瘤的分期[3]。此外，有研究报道，治疗前后使用 PET-CT SUV 值变化差异，对高级别肿瘤治疗的反应进行评估，可以指导后期治疗及预后判断[4,5]。

由于平滑肌肉瘤发病部位的不同，治疗的方式也稍有差异。原发灶在腹腔或腹膜后的患者，术前评估难以获得 R0 切除者，推荐新辅助治疗，降期后可以提高 R0 切除的机会，不常规推荐术后辅助化疗[6]。早期肢体和躯干平滑肌肉瘤在充分影像学评估后，术前能够 R0 切除的Ⅰ期患者，局部穿刺明确病理，2 周内予以手术切除，穿刺针道要设定在手术可切除范围内。对于术前没有获得病理或细胞学依据患者，应该进行术中切取活检，如冰冻病理为恶性患者，需要进行 R0 切除。初诊为局部晚期无法达到 R0 切除的平滑肌肉瘤，推荐大剂量新辅助化、放疗进行转化，以利于提高组织学阴性边缘。肢体的 LMS 新辅助化疗不仅可以降低瘤负荷，尽可能保留神经、血管和肌肉功能，创造保肢条件；还能够通过根除微转移性疾病，降低局部复发的风险，改善生存率[7]。

除子宫平滑肌肉瘤为化疗高敏肿瘤外（详见子宫肉瘤），其他部位的平滑肌肉瘤是化疗中度敏感肿瘤。根据患者病情需要和KPS评分，一线化疗方案推荐多柔比星（阿霉素）±异环磷酰胺，多柔比星联合达卡巴嗪，吉西他滨联合多西他赛[8]。多柔比星和异环磷酰胺的联合方案在LMS的应答率在30％以上[9,10]。部分临床研究结果还显示，吉西他滨对非胃肠LSM的有效性与蒽环类药物相当，也可以作为一线推荐[11]。曲贝替定（trabectedin，ED-743）在欧洲已经批准上市。曲贝替定与达卡巴嗪头对头比较，二线应用含蒽环类药物治疗失败的不可切除或转移性平滑肌肉瘤，PFS分别为4.2个月和1.5个月[12]。但是曲贝替定1.5 mg/m^2 24小时连续静脉注射Q3w的治疗剂量在中国人群临床试验失败，该药物未在中国上市。帕唑帕尼（pazopanib）Ⅱ期（EORTC）和Ⅲ期（PALETTE）临床试验治疗化疗失败的LSM患者，非子宫LSM的mPFS为4.5个月、mOS为17.5个月，优于子宫平滑肌肉瘤（61.3％为三线治疗），mPFS为3.0个月，mOS为11.1个月[13,14]。国产小分子多靶点的新药安罗替尼ⅡB期临床试验，治疗蒽环类失败的LMS，入组41例，mPFS为5.83个月，已经在国内获批作为二线治疗LMS的适应证。另一酪氨酸激酶多靶点抑制剂瑞戈非尼（regorafenib）治疗平滑肌肉瘤的mPFS为3.7个月[15]。

（胡海燕）

参考文献

[1] Fujii S, Tsuda M, Mukuda N, et al. MR imaging of a leiomyosarcoma arising in leiomyoma [J]. Magn Reson Med Sci, 2019, 15,18(4): 245-246.

[2] Yokouchi M, Terahara M, Nagano S, et al. Clinical implications of determination of safe surgical margins by using a combination of CT and ^{18}FDG-positron emission tomography in soft tissue sarcoma [J]. BMC Musculoskelet Disord, 2011,

21, 12: 166.

[3] Lim H J, Johnny Ong C A, Tan J W, et al. Utility of positron emission tomography/computed tomography (PET/CT) imaging in the evaluation of sarcomas: A systematic review [J]. Crit Rev Oncol Hematol, 2019, 143: 1 - 13.

[4] Sachpekidis C, Karampinis I, Jakob J, et al. Neoadjuvant pazopanib treatment in high-risk soft tissue sarcoma: A quantitative dynamic ^{18}F-FDG PET/CT study of the German Interdisciplinary Sarcoma Group [J]. Cancers (Basel), 2019, 8, 11(6).

[5] Kogay M, Thariat J, Benisvy D, et al. Is FDG TEP CT practice changing in the management of sarcomas in adults? [J]. Bull Cancer, 2016, 103(9): 735 - 742.

[6] Miura J T, Charlson J, Gamblin T C, et al. Impact of chemotherapy on survival in surgically resected retroperitoneal sarcoma [J]. Eur J Surg Oncol, 2015, 41 (10): 1386 - 1392.

[7] Snow H A, Hitchen T X, Head J, et al. Treatment of patients with primary retroperitoneal sarcoma: predictors of outcome from an Australian specialist sarcoma centre [J]. ANZ J Surg, 2018, 88(11): 1151 - 1157.

[8] Gronchi A, Ferrari S, Quagliuolo V, et al. Histotype-tailored neoadjuvant chemotherapy versus standard chemotherapy in patients with high-risk soft tissue sarcomas (ISG-STS 1001): an international, open-label, randomised, controlled, phase 3, multicentre trial[J]. Lancet Oncol, 2017, 18(6): 812 - 822.

[9] Schwartz P B, Vande Walle K, Winslow E R, et al. Predictors of disease-free and overall survival in retroperitoneal sarcomas: a modern 16-year multi-institutional study from the United States Sarcoma Collaboration (USSC)[J]. Sarcoma, 2019, 2, 2019: 5395131.

[10] Raut C P, Callegaro D, Miceli R, et al. Predicting survival in patients undergoing resection for locally recurrent retroperitoneal sarcoma: a study and novel nomogram from TARPSWG [J]. Clin Cancer Res, 2019, 15, 25(8): 2664 - 2671.

[11] Patel S R, Gandhi V, Jenkins J, et al. Phase II clinical investigation of gemcitabine in advanced soft tissue sarcomas and window evaluation of dose rate on gemcitabine triphosphate accumulation [J]. J Clin Oncol, 2001, 1, 19(15): 3483 - 3489.

[12] Sleijfer S, Ray-Coquard I, Papai Z, et al. Pazopanib, a multikinase angiogenesis inhibitor, in patients with relapsed or refractory advanced soft tissue sarcoma: a phase II study from the European organisation for research and treatment of cancer-soft tissue and bone sarcoma group (EORTC study 62043) [J]. J Clin Oncol, 2009, 1, 27(19): 3126 - 3132.

[13] Kasper B, Sleijfer S, Litière S, et al. Long-term responders and survivors on pazopanib for advanced soft tissue sarcomas: subanalysis of two European Organisation for Research and Treatment of Cancer (EORTC) clinical trials 62043 and 62072 [J]. Ann Oncol, 2014, 25(3): 719 - 724.

[14] van der Graaf W T, Blay J Y, Chawla S P, EORTC Soft Tissue and Bone Sarcoma Group; PALETTE study group. Pazopanib for metastatic soft tissue sarcoma (PALETTE): a randomised, double-blind, placebo-controlled phase 3 trial [J]. Lancet, 2012,379(9829): 1879 - 1886.

[15] Mir O, Brodowicz T, Italiano A, et al. Safety and efficacy of regorafenib in patients with advanced soft tissue sarcoma (REGOSARC): a randomised, double-blind, placebo-controlled, phase 2 trial [J]. Lancet Oncol, 2016,17(12): 1732 - 1742.

脂肪肉瘤

脂肪肉瘤是最常见的软组织肉瘤之一，约占腹膜后肉瘤的 50%，四肢软组织肉瘤的 25%。其发病年龄为 40~60 岁，男女无明显差别，发病原因尚不明确。脂肪肉瘤根据其分化结合形态学特征，临床上将其分为四种常见类型：高分化脂肪肉瘤（WDLS）、去分化脂肪肉瘤（DDLS）、黏液样/圆细胞脂肪肉瘤（MLS/RLS）和多形性脂肪肉瘤（PLS）[1]。WDLS 和 DDLS 多见于腹膜后，MLS/RLS 和 PLS 多见于肢体。

不同病理类型以及不同原发部位的脂肪肉瘤，其生物学行为及预后各不相同。

1. WDLS 和 DDLS 是最常见的病理类型，共占脂肪肉瘤的 40%~45%，它们拥有相同的基因异常——约 90% 的 ALT/WDDLS 有染色 MDM2、CDK4 等原癌基因的扩增。WDLS 呈局部生长，有局部复发风险但一般不远处转移。DDLS 大多为原发，部分由 WDLS 复发后演进形成。DDLS 易复发，位于腹膜后部位尤甚。根据复旦大学附属肿瘤医院骨软组织外科统计的 61 例腹膜后 DDLS 病例，其 5 年无进展生存率仅为 3.7%[2]。此外，DDLS 术后远处转移率为 1%~18%，肺是最常见转移部位。WDLS 和 DDLS 的 5 年生存率分别为 90% 和 75%[3]。

2. MLS/RLS 是次常见的病理类型，约占脂肪肉瘤的 1/3。

95％的 MLS/RLS 存在特征性的基因异常——*FUS － CHOP/DDIT3* 融合。RLS 是特指当圆细胞比例＞5％时的 MLS，其恶性度较 MLS 更高。值得一提的是，MLS/RLS 是脂肪肉瘤中唯一化疗敏感的类型[4]，其一线化疗方案为传统的多柔比星（阿霉素）＋异环磷酰胺方案。MLS/RLS 除了转移到肺，也易转移到富脂肪结构器官，如骨髓、纵隔、腹膜后等[5]。MLS 和 RLS 的 5 年生存率分别约为 90％和 60％[3]。

3. PLS 是最少见同时也是恶性度最高的病理类型，其基因改变无特征性，其 5 年生存率约为 50％。根据国外报道，PLS 术后仍有超过 33％患者会出现远处转移，最常见转移部位是肺。

总体说来，低级别脂肪肉瘤（WDLS/MLS）的预后较高级别脂肪肉瘤（DDLS/RLS/PLS）好，肢体部位较腹膜后部位预后好。目前脂肪肉瘤的治疗仍以手术为主，除 MLS/RLS 外，脂肪肉瘤一般对化疗不敏感。放疗能改善脂肪肉瘤的局控率，尤其是对于切缘阳性的患者。

近年来，靶向治疗和免疫治疗快速发展，已报道的针对软组织肉瘤的抗血管生成靶向药物包括阿帕替尼、培唑帕尼、安罗替尼等。阿帕替尼治疗软组织肉瘤目前只有小样本回顾性分析以及个案报道。培唑帕尼是目前 FDA 唯一批准的用于软组织肉瘤二线治疗的靶向药物，但遗憾的是适应证并不包括脂肪肉瘤。安罗替尼的Ⅱ期临床试验结果显示，对于脂肪肉瘤亚组，实验组 12 周无进展生存率为63％，中位无进展生存期为 5.6 个月[6]。ⅡB 期安慰剂对照临床试验显示脂肪肉瘤组中位 PFS，既往一线治疗失败的患者（安罗替尼 3.72个月 *vs*. 安慰剂 1.43 个月）两组间分析，安罗替尼组中位 PFS 均高于安慰剂组并且组间差异具有统计学意义；因此，安罗替尼获得了二线治疗脂肪肉瘤的适应证。此外，亚组分析发现在高分化脂肪肉瘤与去分化脂肪肉瘤中，使用安罗替尼有 PFS 优势。免疫治疗方面，PD－1 抑制剂帕姆单抗的Ⅱ期临床试验结果显示，DDLS 的总体有效率约

为 20%[7]，进一步的研究仍在进行中。

总之，脂肪肉瘤是一类异质性极高的肿瘤，根据不同的病理类型和原发部位，其预后差别巨大，临床工作中切不可一概而论。

（王春萌）

参考文献

[1] Fletcher CDM. The evolving classification of soft tissue tumours — an update based on the new 2013 WHO classification [J]. Histopathology, 2014, 64: 2 - 11.

[2] Luo P, Cai W, Yang L, et al. Retroperitoneal dedifferentiated liposarcoma: Analysis of 61 cases from a large institution [J]. J Cancer, 2018, 9: 3831 - 3838.

[3] Dalal K M, Kattan M W, Antonescu C R, et al. Subtype specific prognostic nomogram for patients with primary liposarcoma of the retroperitoneum, extremity, or trunk [J]. Ann Surg, 2006, 244: 381 - 391.

[4] Jones R L, Fisher C, Al-Muderis O, et al. Differential sensitivity of liposarcoma subtypes to chemotherapy [J]. Eur J Cancer, 2005, 41: 2853 - 2860.

[5] Schwab J H, Boland P, Guo T, et al. Skeletal metastases in myxoid liposarcoma: an unusual pattern of distant spread [J]. Ann Surg Oncol, 2007, 14: 1507 - 1514.

[6] Chi Y, Fang Z, Hong X, et al. Safety and efficacy of anlotinib, a multikinase angiogenesis inhibitor, in patients with refractory metastatic soft-tissue sarcoma [J]. Clin Cancer Res, 2018, 24: 5233 - 5238.

[7] Tawbi H A, Burgess M, Bolejack V, et al. Pembrolizumab in advanced softtissue sarcoma and bone sarcoma (SARC028): a multicentre, two-cohort, single-arm, open-label, phase 2 trial [J]. Lancet Oncol, 2017, 18: 1493 - 501.

滑膜肉瘤

滑膜肉瘤(SS)是一种染色体易位相关的软组织恶性肿瘤，组织发生来源不明，"滑膜肉瘤"命名基于早期文献的称谓，其实并不起源于滑膜组织。细胞也不表现为滑膜细胞的特征[1]，而是表现为间叶细胞和上皮细胞的分化特点[2]。目前研究提示其来源于原始间叶细胞或肌纤维细胞[3]。滑膜肉瘤可发生于任何年龄，发病高峰为 15～40 岁，平均发病年龄 35 岁。以肢体远端多见[4]，其次是头颈部椎旁结缔组织间隙。影像学特点为分叶状软组织肿块，伴多发斑片状钙化。主要生物学特征为染色体易位 SYT – SSX 融合基因（诊断金标准），SS18 – SSX 融合可上调 FGFR2 表达，与肿瘤增殖迁移、浸润有关。常见 SS18 – SSX1、SS18 – SSX2 融合蛋白，偶有 SS18 – SSX4 融合蛋白表达。直径小于 5 cm 的孤立性病灶预后较好，肿瘤体积大者复发、转移风险也大[5]，预后差。

滑膜肉瘤属于高级别肉瘤（G3），病理诊断虽有特征性 SYT – SSX 融合基因表达，因融合在其他肿瘤也可能有表达，所以诊断要结合传统的形态学、染色体异常、免疫组化标记来综合判断。另可根据上皮细胞和梭形细胞相对含量和分化程度进一步分型。组织类型有三个亚型：①单相型，主要为纺锤体细胞；②双相型，包括纺锤体细胞和上皮样细胞，腺体形成区域；③差分化型，表现为坏死、有丝分裂异常、核异形，更常见的是小圆细胞增殖。早期研究发现肿瘤组织学类型与融合类型相关[6]，如 SS18 – SSX1 倾向于双相，并且有高的 Ki67 指数；SS18 – SSX2 倾向于单相型，Ki67 指数偏低[7]。单相型和差分化型有时很难与其他肿瘤鉴别，t(X;18)易位是滑膜肉瘤特征性的分子病理表现，具有高敏感性和特异性[8]。其他免疫标记的诊断价值有限，缺乏特异性和敏感性，包括 SMARCB1/INI1、EMA、CEA、S100、vimentin、CD33、CD99 等[9]。

滑膜肉瘤的治疗方案根据分期和预后因素来制订。手术原则与其他类型软组织肉瘤相似，对于无远处转移、肿瘤直径小于 5 cm、浅表的肢体肿瘤可以仅做广泛切除，R0 手术后不强力推荐辅助放疗。对于体积较大、位置深的肿瘤即使达到 R0 切除，仍推荐术后辅助放疗。对于进展期患者，应给予综合性治疗，包括手术、放疗和化疗。滑膜肉瘤属于化疗较敏感肿瘤，一线化疗方案主要为 ADM（60～75 mg/m²）和 IFO（7.5～9 g/m²）联合方案，该方案与其他方案相比有一定优势。有研究表明，化疗可使 5 年无转移生存率上升 20%（60% vs. 40%）[10]。对原发高危的肿瘤以 IFO 为基础的方案可以使 4 年存活率从 67% 提升至 88%[11]。单药大剂量 IFO（$14\ g/m^2$）化疗在临床上也有使用，但文献报道不多。二线化疗方案可考虑吉西他滨联合多西他赛，有临床研究表明两药联合方案优于吉西他滨单药，总生存时间为 17.9 个月 *vs.* 11.5 个月[12]。曲贝替定对滑膜肉瘤显示了一定疗效[13]，可能通过影响转录和肿瘤微环境来发挥抗瘤作用，总剂量达到 $1.5\ mg/m^2$ 血液学毒性值得关注。抗血管生成的靶向药物培唑帕尼对于复发转移患者有一定治疗效果[14]。国内研发的 TKI 类抗血管生成药物安罗替尼在临床试验中也显示了较好疗效，已经获批用于蒽环类治疗失败的滑膜肉瘤。目前正在进行临床研究的靶向药物包括 IGF－IR 抗体西妥木单抗、组蛋白去乙酰化酶靶点药物、NY－ESO－1 靶向 T 细胞疗法、差异基因 FZD10 的单克隆抗体等。

滑膜肉瘤的预后因素与性别无关，年轻患者预后略好于成年患者，肿瘤大小、肿瘤部位与预后相关，肢体好于躯干。未分化、高级别、高有丝分裂率及有坏死的预后差，有复发与远处转移的患者生存期短[15]。

（林　峰）

参考文献

[1] Spurrell E L, Fisher C, Thomas J M, et al. Prognostic factors in advanced synovial sarcoma: an analysis of 104 patients treated at the Royal Marsden Hospital [J]. Ann Oncol, 2005,16(3): 437－444.

[2] Machen S K, Easley K A, Goldblum J R. Synovial sarcoma of extremities: a clinicopathologic study of 34 case, including semi-quantitative analysis of spindled, epithelial, and poorly differentiated areas [J]. Am J Surg Pathol, 1999,23(3): 268－275.

[3] Kerouanton A, Jimenez I, Cellier C, et al. Synovial sarcoma in children and adolescents [J]. J Pediatric Hematol Oncol, 2014,36(4): 257－262.

[4] Ren T, Lu Q, Guo W, et al. The clinical implication of SS18-SSX fusion gene in synovial sarcoma [J]. Br J Cancer, 2013,109(8): 2279－2285.

[5] Przybyl J, Sciot R, Wozniak A, et al. Metastatic potential is determined early in synovial sarcoma development and reflected by tumor molecular features [J]. Int J

Biochem Cell Biol, 2014, 53: 505 - 513.

[6] Saito T. The SYT-SSX fusion protein and histological epithelial differentiation in synovial sarcoma: relationship with extracellular matrix remodeling [J]. Int J Clin Exp Pathol, 2013, 6(11): 2272 - 2279.

[7] Sandberg A A, Bridge J A. Updates on the cytogenetics and molecular genetics of bone and soft tissue tumors. Synovial sarcoma [J]. Cancer Gen Cytogen, 2002, 133(1): 1 - 23.

[8] Ladanyi M. Fusions of the SYT and SSX genes in synovial sarcoma [J]. Oncogene, 2001, 20(40): 5755 - 5762.

[9] Chuang H C, Hsu S C, Huang C G, et al. Reappraisal of TLE_1 immunohistochemical staining and molecular detection of SS18-SSX fusion transcripts for synovial sarcoma [J]. Pathol Int, 2013, 63(12): 573 - 580.

[10] Ferrai A, Gronchi A, Casanova M, et al. Synovial sarcoma: a retrospective analysis of 271 patients of all ages treated at a single institution [J]. Cancer, 2004, 101(3): 627 - 634.

[11] Eilber F C, Brennan M F, Eliber F R, et al. Chemotherapy is associated with improved survival in adult patients with primary extremity synovial sarcoma [J]. Ann Surg, 2007, 246(1): 105 - 113.

[12] Maki R G, Wathen J K, Patel S R, et al. Randomized phase II trial sdudy of gemcitabine and docetaxel compared with gemcitabine alone in patients with metastatic soft-tissue sarcoma: results of sarcoma alliance for research through collaboration study 002 [corrected][J]. J Clin Oncol, 2007, 25(19): 2755 - 2763.

[13] Sanfilippo R, Dileo P, Blay J Y, et al. Trabectedin in advanced synovial sarcoma: a multicenter retrospective study from four European institutions and the Italian Rare Cancer Network [J]. Anticancer Drugs, 2015, 26(6): 678 - 681.

[14] Sleijfer S, Ray-Coquard I, Papai Z, et al. Pazopanib, a multikinase angiogenesis inhibitor, in patients with relapsed or refractory advanced soft-tissue sarcoma: a phase II study from the European organization for research and treatment of cancer soft-tissue and bone sarcoma group(EORTC study 62043)[J]. J Clin Oncol, 2009, 27 (19): 3126 - 3132.

[15] Thway K, Fisher C. Synovial sarcoma: defining features and diagnostic evolution [J]. Ann Diagn Pathol, 2014, 18(6): 369 - 380.

腺泡状软组织肉瘤

腺泡状软组织肉瘤（alveolar soft part sarcoma，ASPS）是一种罕

见的软组织恶性肿瘤,占所有软组织肉瘤的 0.5%～1%,好发于 15～30 岁青少年,常见发生部位为肢端深部软组织[1]。ASPS 存在特异性的非平衡性染色体易位 t(X;17)(p11;q25),产生 *ASPL－TFE3* 融合基因,介导细胞异常增殖,导致肿瘤发生。

ASPS 的转移方式主要是血行转移,最常见的转移部位是肺,治疗以肿瘤的扩大切除为主,对传统放、化疗不敏感。在肿瘤形成的早期阶段,已有超过 60% 的患者出现肺、骨、脑等组织器官的转移,患者总体预后差,5 年生存率约为 20%[2]。组织学上,ASPS 肿瘤组织周围血管丰富,往往可见静脉扩张,其内瘤栓常见,是肿瘤早期发生转移的主要原因。基于此组织学特性,抗肿瘤血管生成药物可作为 ASPS 的全身治疗药物。其中,舒尼替尼(sunitinib)[1]和培唑帕尼(pazopanib)在 ASPS 的疗效已得到认可。针对我国 ASPS 晚期患者,一项回顾性分析中,14 例不能手术切除或已有转移的 ASPS 患者,应用舒尼替尼治疗后,4 例获得 PR,10 例 SD,中位无进展生存期(mPFS)为 41 个月[1]。

近期,国产抗肿瘤血管生成药物安罗替尼(anlotinib)[5]也在临床实践中体现出了很好的疗效。一项安罗替尼治疗晚期软组织肉瘤的 Ⅱ 期临床试验结果报道,对入组的 166 例患者应用安罗替尼进行治疗,其中 ASPS 组($n=13$)的 ORR 最高,约为 46%(6 例获 PR),12 周 PFS 率为 77%,mPFS 为 21 个月。该药的 ⅡB 期安慰剂对照的临床试验报告显示:腺泡状软组织肉瘤组 56 例(38∶18),中位 PFS 安罗替尼组为 18.23 个月,安慰剂组为 3.0 个月,该药已经被批准作为治疗 ASPS 的一线药物。此外,另一国产药物阿帕替尼(apatinib)[4]也显示了治疗 ASPS 的较好疗效。

ASPS 可通过 *TFE3* 基因表达上调而诱导 MET 基因激活和表达[1],靶向 c－Met 的药物——克唑替尼(crizotinib)[2]和卡博替尼(cabozantinib)[6]也在临床试验中体现了一定的疗效。近期,免疫治疗尤其是免疫检查点抑制剂的使用,开启了肿瘤治疗新篇章,其中帕博利珠单抗（pembrolizumab）联合抗血管生成药物阿昔替尼（axitinib)治疗 ASPS 的疗效已得到初步肯定[7]；国产 PD－1 单克隆抗体特瑞普利单抗(JS001)在 ASPS 的Ⅰ期临床试验中也体现了很好的疗效[8]。

（王春萌）

参考文献

［1］Li T，Wang L，Wang H，et al. A retrospective analysis of 14 consecutive Chinese patients with unresectable or metastatic alveolar soft part sarcoma treated with sunitinib［J］. Invest New Drug, 2016,34(6)：701－706.

［2］Schöffski P，Wozniak A，Kasper B，et al. Activity and safety of crizotinib in patients with alveolar soft part sarcoma with rearrangement of TFE3：European Organization for Research and Treatment of Cancer（EORTC）phase Ⅱ trial 90101 'CREATE'［J］. Ann Oncol, 2018,29(3)：758－765.

［3］Stacchiotti S，Mir O，Le Cesne A，et al. Activity of pazopanib and trabectedin in advanced alveolar soft part sarcoma［J］. Oncologist, 2018,23(1)：62－70.

［4］Min L，Zhou Y，Tang F，et al. Apatinib in advanced alveolar soft part sarcoma：Evidence of efficacy and safety［J］. J Clin Oncol, 2018,36(15_suppl)：e23521.

［5］Chi Y，Fang Z，Hong X，et al. Safety and efficacy of anlotinib, a multikinase angiogenesis inhibitor, in patients with refractory metastatic soft-tissue sarcoma［J］. Clin Cancer Res, 2018,24(21)：5233－5238.

［6］Chuk M K，Widemann B C，Minard C G，et al. A phase 1 study of cabozantinib in children and adolescents with recurrent or refractory solid tumors, including CNS tumors：Trial ADVL1211, a report from the Children's Oncology Group［J］. Pediatr Blood Cancer, 2018,65(8)：e27077.

［7］Wilky B A，Trucco M M，Kolonias D，et al. A phase Ⅱ trial of axitinib plus pembrolizumab for patients with advanced alveolar soft part sarcoma（ASPS）and other soft tissue sarcomas（STS)［J］. J Clin Oncol, 2018,36(15_suppl)：11547.

［8］Yang S，Yang J，Han X，et al. Effect of JS001, a monoclonal antibody targeting programed death-1（PD-1）, on responses and disease control in patients with advanced or refractory alveolar soft part sarcoma：Results from a phase 1 trial［J］. J Clin Oncol, 2018,36(15_suppl)：11572.

上皮样肉瘤

上皮样肉瘤（epithelioid sarcoma，ES）是一种罕见的间叶源性软组织恶性肿瘤。本病发病率极低，占软组织肉瘤的比重不足 1%，有文献报道，ES 在美国的发病率约为 4.1/1 000 万[1]。ES 发病男性多于女性，好发于 20～40 岁青壮年，在儿童和老年人少见，但任何年龄均可发病。根据发生部位分为远端型（即经典型）和近端型（发生于头颈部及躯干）[2]，以前者多见。远端型好发于中青年，主要位于四肢的末端，以手腕部多见，肿瘤表现为生长缓慢的结节或斑块，如侵犯真皮，可能引起溃疡，进展期皮损可表现为线状排列的溃疡性结节，通常直径<5 cm，沿血管、神经及筋膜扩散，如累及大神经，可出现疼痛、感觉异常甚至肌肉萎缩。近端型发病年龄大于远端型，多见于中老年人，通常为深部多发软组织肿块，体积较大，最大者直径可达 20 cm，好发于头颈部、盆腔、腹股沟区、会阴肛旁区、外生殖器区等，发生于盆腔者常易产生压迫症状。ES 虽然是一类低度恶性的肿瘤，但由于早期即有淋巴结及肺转移，所以建议广泛性或根治性切除。

ES 手术后复发和转移率较高，文献报道超过 50% 的患者出现复发，40%～50% 的患者出现转移[3]。新近一项小样本研究报道 ES 的估算 5 年生存率为 62%[4]。广泛手术切除是 ES 的首选治疗方法，术中必须努力获得根治性外科边界（radical margin），有研究报道根治性边界可改善远端型 ES 的预后[5]。

目前无法确定放疗是否有助于预防组织学复发，所以通常不考虑术后辅助放疗，除非肿瘤近切缘阳性或未曾获得根治性外科边界[6,7]。对于不可切除的局部晚期或转移性 ES，大剂量化疗有利于减轻症状、延长生存期和提高生活质量。美国 FDA 2012 年批准培唑帕尼 800 mg 每日 1 次口服治疗既往失败的、除脂肪肉瘤和胃肠道间质瘤以外的晚期软组织肉瘤。近期的一项多中心回顾性研究纳入 115

名局部复发或远处转移的进展期 ES 患者，其中 85 名患者接受了基于多柔比星（阿霉素）的化疗方案，41 名患者接受了基于吉西他滨的化疗方案，18 名患者接受了培唑帕尼治疗，24 名患者接受了超过一项治疗。结果显示在 34 个月的中位随访期中，多柔比星方案化疗的反应率为 22%，中位无进展生存期为 6 个月，1 名患者获得完全缓解；吉西他滨方案化疗的反应率为 27%，中位无进展生存期为 4 个月，2 名患者获得完全缓解；多柔比星方案和吉西他滨方案具有相近的反应率和中位无进展生存期，可能使该类患者获益。而培唑帕尼组未观察到任何的客观反应，中位无进展生存期为 3 个月，提示培唑帕尼在进展期 ES 患者中疗效未获肯定[8]。

（严望军）

参考文献

[1] Jawad M U, Extein J, Min E S, et al. Prognostic factors for survival in patients with epithelioid sarcoma: 441 cases from the SEER database [J]. Clin Orthop Relat Res, 2009, 467(11): 2939 - 2948.

[2] Guillou L, Kaneko Y. Epithelioid Sarcoma [A]. Fletcher CDM, Unni KK, Merfens F. World Health Organization classification of tumours, Pathology and genetics of tumours of soft tissue and bone.

[3] Kim C, Yoo K H, Kim M H, et al. Different subtypes of epithelioid sarcoma and their clinical implication: long-term multi-institutional experience with a rare sarcoma [J]. APMIS, 2017, 125(3): 223 - 229.

[4] Outani H, Imura Y, Tanaka T, et al. Clinical outcomes of patients with epithelioid sarcomas: impact and management of nodal metastasis [J]. Int J Clin Oncol, 2018, 23(1): 181 - 188.

[5] Sambri A, Bianchi G, Cevolani L, et al. Can radical margins improve prognosis in primary and localized epithelioid sarcoma of the extremities? [J]. J Surg Oncol, 2018, 117(6): 1204 - 1210.

[6] Spunt S L, Francotte N, De Salvo G L, et al. Clinical features and outcomes of young patients with epithelioid sarcoma: an analysis from the Children's Oncology Group and the European paediatric soft tissue Sarcoma Study Group prospective clinical trials [J]. Eur J Cancer, 2019, 112: 98 - 106.

[7] Callister M D, Ballo M T, Pisters P W, et al. Epithelioid sarcoma: results of con-

servative surgery and radiotherapy [J]. Int J Radiat Oncol Biol Phys, 2001, 51 (2)：384 - 391.

[8] Frezza A M, Jones R L, Lo Vullo S, et al. Anthracycline, gemcitabine, and pazopanib in epithelioid sarcoma: a multi-institutional case series [J]. JAMA On-col, 2018,4(9)：e180219.

透明细胞肉瘤

透明细胞肉瘤（clear cell sarcoma，CCS）是一种非常罕见但具有高度侵袭性的软组织肉瘤，起源于神经脊细胞，多发于 30～40 岁人群的肢体肌腱和腱膜组织，以下肢足踝部较为多见；复发率高达 84%，约 30% 患者在诊断时已发生远处转移；其 5 年和 10 年生存率分别为 60%～70% 和 40%～50%[1]。

过去常由于患者高度表达 S - 100、HMB - 45、MeLan - A 阳性而称为软组织恶性黑色素瘤，随着免疫组化和细胞遗传学技术的进展，尤其 90% 以上的患者存在由于 t(12;22)(q13;q12)易位导致的 EWSR1 - ATF1 基因融合，两种疾病已经能够很好地鉴别诊断[2]。目前透明细胞肉瘤手术切除是首选的治疗方式，对传统放、化疗具有较强抵抗性；以多柔比星、异环磷酰胺、铂类、达卡巴嗪等为主的化疗疗效较差，在一项 24 例转移性 CCS 患者的回顾性分析中发现，多柔比星可能是唯一有效的化疗药物，有效率仅为 4%，而以顺铂和异环磷酰胺为主的治疗中，仅观察到 2 例患者疾病稳定，PFS 为 11 周[3]。

目前，随着对透明细胞肉瘤发病机制研究的进展，靶向药物在其治疗中发挥着越来越重要的作用。目前，主要的靶向药物有安罗替尼（anlotinib）、克唑替尼（crizotinib）、索拉非尼（sorafenib）、舒尼替尼（sunitinib）、威罗菲尼（vemurafenib）等。安罗替尼的 II 期临床研究中发现，透明细胞肉瘤患者 12 周的无进展率为 54%，中位无进展生存期（median progression-free survival，mPFS）和中位总生存期

(median overall survival，mOS)分别为 11 个月和 16 个月[4]。目前，安罗替尼已经获批一线治疗透明细胞肉瘤。另外一项研究发现，MET 抑制剂克唑替尼使得 7 例透明细胞肉瘤患者获得 69.2％的疾病控制率(disease control rate，DCR)，131 天和 277 天的 mPFS 和 mOS[5]。免疫治疗也偶有文献报道，PD-1 和 PD-L1 抗体对透明细胞肉瘤患者而言可能有获益；在一项 CTLA-4 治疗晚期实体瘤的 I 期临床试验中，2 例 CCS 患者中 1 例获得 24 周的疾病稳定[6]。

（王春萌）

参考文献

［1］ Cornillie J, van Cann T, Wozniak A, et al. Biology and management of clear cell sarcoma: state of the art and future perspectives ［J］. Expert Rev Anticancer Ther, 2016,16(8): 839-845.

［2］ Rami M I, Signe S J, Jacob J. Clear cell sarcoma a review ［J］. Journal of Orthopaedics, 2018,15: 963-966.

［3］ Jones R L, Constantinidou A, Thway K, et al. Chemotherapy in clear cell sarcoma ［J］. Med Oncol, 2011,28: 859-863.

［4］ Chi Y, Fang Z, Hong X, et al. Safety and efficacy of anlotinib, a multikinase angiogenesis inhibitor, in patients with refractory metastatic soft-tissue sarcoma ［J］. Clin Cancer Res, 2018,24(21): 5233-5238.

［5］ Schoffski P, Wozniak A, Stacchiotti S, et al. Activity and safety of crizotinib in patients with advanced clear-cell sarcoma with MET alterations: European Organization for Research and Treatment of Cancer phase II trial 90101 'CREATE' ［J］. Ann Oncol, 2018.

［6］ Merchant M S, Wright M, Baird K, et al. Phase I clinical trial of ipilimumab in pediatric patients with advanced solid tumors ［J］. Clinical cancer research: an official journal of the American Association for Cancer Research, 2016, 22(6): 1364-1370.

孤立性纤维瘤

孤立性纤维性肿瘤/血管外皮细胞瘤(SFT/HPC)是一种罕见的

软组织肉瘤,起源于纤维母细胞,很少发生去分化,有 $15\%\sim20\%$ 的病例会复发或转移。SFT 可以发生于身体的任何部位,最常见的是胸腔,胸腔内以胸膜为主,其次为肺实质、纵隔和横膈膜,纵隔腔 SFT 多见于前纵隔腔。腹腔也是 SFT 的好发部位,仅次于胸腔,主要见于腹膜、腹膜后和盆腔。躯干、四肢、头部和颈部以及颅内也有发病的报道,但是相对较为少见。

当 SFT 长到一定大小时,会在发生部位产生相应的占位效应而出现临床症状。有一些患者会出现副肿瘤综合征,最常见的是非胰岛细胞性低血糖,这归结于肿瘤细胞产生高分子量胰岛素样生长因子(IGF),特别是 IGF - Ⅱ[1],出现该症状属于独立预后不良指标。

SFT 最常见的免疫标记是表达 CD34[2],STAT6 - NAB2 被认为是 SFT 特异的分子标记物[3,4],但是该融合基因表达与患者的预后无关[5]。端粒酶逆转录酶(TERT)启动子突变在 SFT 中占 28%,与高危病理特征和预后相关[6-8]。

SFT 起病隐匿、症状不典型、进展缓慢,手术治疗是最主要的治疗方法,R0 切除的患者不建议术后常规辅助放疗。对于 R1 切除及转移病灶切除后,辅助放疗可减少局部复发[9]。内科治疗仅推荐用于手术后多次复发或有远处转移的患者,化疗药物仍推荐蒽环类为主的方案[10],有小样本报告蒽环类药物与替莫唑胺、贝伐珠单抗联合方案能够使患者获益[11],靶向药物可以试用舒尼替尼等多靶点的小分子靶向药物[12]。

（胡海燕）

参考文献

[1] Herrmann B L, Saller B, Kiess W, et al. Primary malignant fibrous histiocytoma of the lung: IGF- Ⅱ producing tumor induces fasting hypoglycemia [J]. Exp Clin Endocrinol Diabetes, 2000, 108(8): 515 - 518.

[2] Flint A, Weiss S W. CD-34 and keratin expression distinguishes solitary fibrous tumor (fibrous mesothelioma) of pleura from desmoplastic mesothelioma [J].

Hum Pathol，1995,26(4)：428－431.

［3］ Doyle L A, Vivero M, Fletcher C D, et al. Nuclear expression of STAT6 distin-guishes solitary fibrous tumor from histologic mimics［J］. Mod Pathol，2014,27 (3)：390－395.

［4］ Robinson D R, Wu Y M, Kalyana-Sundaram S, et al. Identification of recurrent NAB2-STAT6 gene fusions in solitary fibrous tumor by integrative sequencing［J］. Nat Genet，2013,45(2)：180－185.

［5］ Rekhi B, Shetty O, Tripathi P, et al. Molecular characterization of a series of sol-itary fibrous tumors，including immunohistochemical expression of STAT6 and NATB2-STAT6 fusion transcripts，using Reverse Transcriptase(RT)-Polymerase chain reaction(PCR) technique：an Indian experience［J］. Pathol Res Pract，2017,213(11)：1404－1411.

［6］ Vogels R, Macagno N, Griewank K, et al. French CNS SFT/HPC Consortium; Dutch CNS SFT/HPC Consortium, Figarella-Branger D, Wesseling P, et al. Prog-nostic significance of NAB2-STAT6 fusion variants and TERT promotor mutations in solitary fibrous tumors/hemangiopericytomas of the CNS：not (yet) clear［J］. Acta Neuropathol，2019,137(4)：679－682.

［7］ Demicco E G, Wani K, Ingram D, et al. TERT promoter mutations in solitary fi-brous tumour［J］. Histopathology，2018,73(5)：843－851.

［8］ Bahrami A, Lee S, Schaefer I M, et al. TERT promoter mutations and prognosis in solitary fibrous tumor［J］. Mod Pathol，2016,29(12)：1511－1522.

［9］ Agaimy A. Paraneoplastic disorders associated with miscellaneous neoplasms with focus on selected soft tissue and Undifferentiated/rhabdoid malignancies［J］. Se-min Diagn Pathol，2019，Feb 20. pii：S0740－2570(19)30011－5.

［10］ Haas R L, Walraven I, Lecointe-Artzner E, et al. Radiation therapy as sole man-agement for solitary fibrous tumors (SFT)：a retrospective study from the global SFT initiative in collaboration with the Sarcoma Patients EuroNet［J］. Int J Radiat Oncol Biol Phys，2018,101(5)：1226－1233.

［11］ Stacchiotti S, Libertini M, Negri T, et al. Response to chemotherapy of solitary fibrous tumour：a retrospective study［J］. Eur J Cancer，2013,49(10)：2376－2383.

［12］ Stacchiotti S, Negri T, Libertini M, et al. Sunitinib malate in solitary fibrous tumor (SFT)［J］. Ann Oncol，2012,23(12)：3171－3179.

隆突性皮肤纤维肉瘤

隆突性皮肤纤维肉瘤（DFSP）是一种罕见的低度恶性成纤维细胞

来源的肉瘤,约占所有恶性肿瘤发病率的 0.1%,好发于 25～45 岁的中青年,男性稍多于女性,常见于躯干(40%～50%)、近端肢体(30%～40%)、头颈(10%～15%)等部位[1]。该病复发较常见,罕有转移,研究发现 DFSP 的 5 年局部复发率为 25%,而远处转移则为 2%～5%,10 年疾病特异性生存率为 99.1%[2]。

手术是初始的主要治疗方法,由于该病常常表现为不规则的深部亚临床浸润,应尽力在初始治疗中完整而彻底地切除肿瘤。其中,Mohs 显微外科手术比扩大切除术的复发率更低,值得推荐[3,4]。对于远处转移的晚期患者,放、化疗很少能够获益[5]。

DFSP 具有特征性的染色体易位 t(17；22)(q22；q13),产生 COL1A1 - PDGFB 融合基因,导致血小板源性生长因子受体 β 链基因(PDGFRB)的过表达,这为伊马替尼的治疗提供了理论基础。伊马替尼临床疗效已得到肯定,美国 FDA 批准其用于治疗无法切除、复发性和(或)转移性 DFSP 的成人患者[6]。推荐伊马替尼口服初始剂量为 400 mg/天[2]。一项针对我国 22 例复发($n=10$)或转移性($n=12$)DFSP 患者经伊马替尼治疗的回顾性分析,结果显示:以 400 mg/天的初始剂量治疗,逐渐增量至 800 mg/天,经过中位治疗时间 15 个月后,15 例 PR,6 例 SD,1 例出现原发性耐药;中位 PFS 为 19 个月,中位 OS 未及,预计 1 年、3 年 OS 率分别为 99.5%、77.3%,不良反应可控[7]。值得注意的是,对于无 t(17；22)染色体易位的患者,伊马替尼治疗可能无效,应在使用前进行分子病理学诊断[5]。此外,有个案报道,伊马替尼无效的晚期患者,使用日剂量 37.5 mg 的舒尼替尼口服治疗,可取得很好的疗效[8]。

（王春萌）

参考文献

[1] Thway K, Noujaim J, Jones R L, et al. Dermatofibrosarcoma protuberans: Pathology, genetics, and potential therapeutic strategies [J]. Ann Diagn Pathol,

2016, 25: 64－71.

［2］ Navarrete-Dechent C, Mori S, Barker C A, et al. Imatinib treatment for locally advanced or metastatic dermatofibrosarcoma protuberans［J］. Jama Dermatol, 2019, Doi: 10.1001/jamadermatol.2018.4940.

［3］ Bogucki B, Neuhaus I, Hurst E A. Dermatofibrosarcoma protuberans: a review of the literature［J］. Dermatol Surg, 2012, 38(4): 537－551.

［4］ Foroozan M, Sei J, Amini M, et al. Efficacy of mohs micrographic surgery for the treatment of dermatofibrosarcoma protuberans: systematic review［J］. Arch Dermatol, 2012, 148(9): 1055－1063.

［5］ 王春萌, 师英强.隆突性皮纤维肉瘤的靶向治疗进展[J].中国肿瘤外科杂志, 2011, 05: 302－305.

［6］ McArthur G A. Molecular targeting of dermatofibrosarcoma protuberans: a new approach to a surgical disease［J］. J Natl Compr Canc Netw, 2007, 5(5): 557－562.

［7］ Wang C, Luo Z, Chen J, et al. Target therapy of unresectable or metastatic dermatofibrosarcoma protuberans with imatinib mesylate: an analysis on 22 Chinese patients［J］. Medicine, 2015, 94(17): e773.

［8］ Xiao W, Que Y, Peng R, et al. A favorable outcome of advanced dermatofibrosarcoma protuberans under treatment with sunitinib after imatinib failure［J］. Oncotargets Ther, 2018, 11: 2439－2443.

炎性肌纤维母细胞瘤

炎性肌纤维母细胞瘤（IMT）是一种中间型软组织肉瘤[1]，主要发生在小于 20 岁的儿童及青少年，平均发病年龄为 10 岁左右，成人 IMT 少见，以女性略多见[2,3]。好发部位包括肺、系膜、腹膜后及盆腔[3]。IMT 的复发多为局部复发，少数可发生远处转移。常见转移部位为肝、肺、骨、淋巴结[4]。

对初发可手术者，首选手术完整切除，完整切除获得阴性切缘者无需放、化疗；对根治术后复发患者，若肿瘤局限在局部，仍可使用局部治疗，包括手术后辅助放疗[5]。对孤立性肺及其他器官转移者仍建议肺病灶切除[5]。对不可手术者，化疗有效率较低。

约 50% 的 IMT 存在 *ALK* 基因重排及表达[6]。携带 *ALK* 重排的患者可使用 ALK 抑制剂如克唑替尼[5]。国内刘欣等人的回顾性研究发现,成人 IMT 使用克唑替尼的中位 PFS 为 20.8 个月,部分患者最佳疗效为 PR,且不良反应较轻[4]。克唑替尼耐药的患者,可使用色瑞替尼治疗[4]。ALK 抑制剂失败后,可尝试以多柔比星为基础的方案化疗,或使用 NSAID 或激素治疗。小分子多靶点药物培唑帕尼、阿帕替尼、安罗替尼的治疗也有一些有效的个案报道[5,7]。

（罗志国）

参考文献

[1] Fletcher C D. World Health Organization classification of tumours of soft tissue and bone [M]. Lyon（France）: IARC Press, 2013.
[2] Gleason B C, Hornick J L. Inflammatory myofibroblastic tumours: where are we now?[J]. J Clin Pathol, 2008, 61(4): 428 – 437.
[3] Stacchiotti S. Targeted therapies in rare sarcomas: IMT, ASPS, SFT, PEComa, and CCS [J]. Hematol Oncol Clin North Am, 2013, 27(5): 1049 – 1061.
[4] 刘欣,张晓伟,王惠杰,等.11 例成人炎性肌纤维母细胞瘤的临床特征分析[J].中国癌症杂志,2018,28(6): 424 – 428.
[5] National Comprehensive Cancer Network. Clinical practice guidelines in oncology [J]. Soft Tissue Sarcoma, Version 2.2019.
[6] Butrynski J E. Crizotinib in ALK-rearranged inflammatory myofibroblastic tumor [J]. N Engl J Med, 2010, 363(18): 1727 – 1733.
[7] Board P.D.Q.A.T.E. Adult soft tissue sarcoma treatment（PDQ(R)）: Health professional version, in PDQ cancer information summaries [J]. National Cancer Institute（US）: Bethesda（MD）, 2002.

侵袭性纤维瘤病

侵袭性纤维瘤病(AF)也被称为韧带样瘤(DT),是一类组织学上良性的纤维组织肿瘤。该病较为罕见,年发病率仅为 2～4 例/百万人。病因目前尚不清楚,危险因素包括高雌激素状态(如怀孕)、外伤史和家族性腺瘤性息肉病[1-3]。家族性 AF 中常见 *APC* 基因突变，患者常伴发家族性腺瘤性息肉病。散发性 AF 中常见 *CTNNB1* 基因（编码 β-catenin 通路的基因）突变[4,5]。

AF 可发生于全身，最常见的部位有四肢、躯干、肠系膜网膜和头颈部。AF 几乎不会发生转移，临床表现为局部进行性生长，从而浸润周围的肌肉和组织，造成疼痛、畸形、功能障碍，如果累及重要的器官甚至可引起死亡[6]。由于该病发展较慢，对于无症状的患者，一般不会引起相邻的器官功能障碍，不推荐积极的干预性治疗，可以慎重地观察和等待。对于部分选择性的可切除患者，也可采取观察或局部切除。对于有症状的患者或肿瘤位于重要部位者，应根据肿瘤的部位和治疗可能引起的后果选择治疗方法。治疗手段包括手术、放疗和全身治疗。

根治性手术切除是 AF 主要的治疗手段，即使广泛的局部切除后，术后局部复发率仍高达 30%～40%。如果手术切缘阳性或手术切除有困难，可采用放疗。对于手术和放疗都不适用的患者，可采用全身治疗。然而，由于该病非常罕见，只有少数小样本的回顾性研究或Ⅱ期试验，目前全身治疗并没有标准方案。全身治疗的选择包括非甾体类消炎药（西乐葆等）、激素药物（如他莫昔芬、托瑞米芬）、化疗药物（甲氨蝶呤联合长春花碱，或者多柔比星为基础的方案）和靶向药物（伊马替尼、索拉非尼、沙利度胺等）[7-9]。国产靶向药物安罗替尼和阿帕替尼也有治疗该病的小样本报道，其疗效有待进一步证实。

（罗志国）

参考文献

［1］Ferenc T, Sygut J, Kopczynski J, et al. Aggressive fibromatosis（desmoid tumors）: definition, occurrence, pathology, diagnostic problems, clinical behavior, genetic background［J］. Pol J Pathol Off J Pol Soc Pathologists, 2006, 57

（1）：5－15.

［2］ Calvert G T, Monument M J, Burt R W, et al. Extra-abdominal desmoid tumors associated with familial adenomatous polyposis ［J］. Sarcoma, 2012: 726537.

［3］ Kasper B, Strobel P, Hohenberger P, et al. Desmoid tumors: clinical features and treatment options for advanced disease ［J］. Oncologist, 2011,16(5): 682－693.

［4］ Gurbuz A K, Giardiello F M, Petersen G M, et al. Desmoid tumours in familial adenomatous polyposis ［J］. Gut, 1994,35: 377－381.

［5］ van Broekhoven D L, Verhoef C, Grunhagen D J, et al. Prognostic value of CT-NNB1 gene mutation in primary sporadic aggressive fibromatosis ［J］. Ann Surg Oncol, 2015,22(5): 1464－1470.

［6］ Wong S L. Diagnosis and management of desmoid tumors and fibrosarcoma ［J］. J Surg Oncol, 2008,97(6): 554－558.

［7］ de Camargo V P, Keohan M L, D'Adamo D R, et al. Clinical outcomes of systemic therapy for patients with deep fibromatosis (desmoid tumor) ［J］. Cancer, 2010,116(9): 2258－2265.

［8］ Chugh R, Wathen J K, Patel S R, et al. Efficacy of imatinib in aggressive fibromatosis: results of a phase Ⅱ multicenter sarcoma alliance for research through collaboration (SARC) trial ［J］. Clin Cancer Res, 2010,16(19): 4884－4891.

［9］ Liu X, Wang H, Wu X, et al. Phase Ⅱ study of doxorubicin and thalidomide in patients with refractory aggressive fibromatosis ［J］. Invest New Drugs, 2018,36 (1): 114－120.

促结缔组织增生性小圆细胞肿瘤

促结缔组织增生性小圆细胞肿瘤（DSRCT）是一种好发于青少年（15～30 岁）腹腔和盆腔内的高度且非常少见的恶性小圆细胞肿瘤，男女发病率比为 5：1[1]。DSRCT 细胞遗传学上具有特异性的 t(11;22)(p13;q12)变异,并产生 *EWS－WT1* 融合性基因[2,3]。

DSRCT 侵袭性高,病程进展迅速,早期容易发生种植性播散,以及血道和淋巴道转移,主要转移至肝、肺和淋巴结,常累及腹膜,形成多发转移性病灶。影像学特征性地表现为腹腔多发、巨大、高密度肿块。化疗效果好且能够成功进行减瘤手术的患者,预后较好[2]。

与尤因肉瘤相似的是,DSRCT 也是一种对化疗较为敏感的软组织肉瘤,但同时又容易快速进展。新辅助化疗及手术是 DSRCT 治疗的标准模式,但显然不足以改善其生存率。通常一线治疗采用尤因肉瘤的多药联合方案,如 VAC、IE、VIDE[4-6],二线可以选择参加临床试验,或者应用环磷酰胺联合拓扑替康方案,替莫唑胺联合伊立替康或大剂量异环磷酰胺化疗方案[7]。

　　少数 DSCRT 患者对舒尼替尼、索拉非尼、培唑帕尼或安罗替尼[8]治疗有效。其他生物疗法,如哺乳动物雷帕霉素靶蛋白(mTOR)抑制剂西罗莫司、替西罗莫司和依维莫司等,以及抗神经节苷脂 gd2 抗体、伊马替尼和胰岛素样组合生长因子受体 1(IGFR - 1)抑制剂等,有效率均不高[9-11]。

（罗志国）

参考文献

[1]　Goodman K A, Wolden S L, La Quaglia M P, et al. Whole abdominopelvic radiotherapy for desmoplastic small round-cell tumor [J]. Int J Radiat Oncol Biol Phys, 2002, 54(1): 170 - 176.

[2]　Lae M E, Roche P C, Jin L, et al. Desmoplastic small round cell tumor: a clinicopathologic, immunohistochemical, and molecular study of 32 tumors [J]. Am J Surg Pathol, 2002, 26(7): 823 - 835.

[3]　Stiles Z E, Dickson P V, Glazer E S, et al. Desmoplastic small round cell tumor: a nationwide study of a rare sarcoma [J]. J Surg Oncol, 2018, 117(8): 1759 - 1767.

[4]　Marina N M, Pappo A S, Parham D M, et al. Chemotherapy dose-intensification for pediatric patients with Ewing's family of tumors and desmoplastic small round-cell tumors: a feasibility study at St. Jude Children's Research Hospital [J]. J Clin Oncol, 1999, 17(1): 180 - 190.

[5]　Farhat F, Culine S, Lhomme C, et al. Desmoplastic small round cell tumors in adults: a new entity [J]. Bull Cancer, 1995, 82(8): 665 - 673.

[6]　Farhat F, Culine S, Lhomme C, et al. Desmoplastic small round cell tumors: results of a four-drug chemotherapy regimen in five adult patients [J]. Cancer-am Cancer Soc, 1996, 77(7): 1363 - 1366.

[7]　Mora J, Cruz C O, Parareda A, et al. Treatment of relapsed/refractory pediatric sarcomas with gemcitabine and docetaxel [J]. J Pediatr Hematol Oncol, 2009, 31

（10）：723 - 729.

[8] Chen H M, Feng G. Use of anlotinib in intra-abdominal desmoplastic small round cell tumors: a case report and literature review [J]. Onco Targets Ther, 2019, 12: 57 - 61.

[9] Subbiah V, Brown R E, Jiang Y, et al. Morphoproteomic profiling of the mammalian target of rapamycin（mTOR）signaling pathway in desmoplastic small round cell tumor（EWS/WT1）, Ewing's sarcoma（EWS/FLI1）and Wilms' tumor（WT1）[J]. Plos One, 2013, 8（7）: e68985.

[10] Thijs A M, van der Graaf W T, van Herpen C M. Temsirolimus for metastatic desmoplastic small round cell tumor [J]. Pediatr Blood Cancer, 2010, 55（7）: 1431 - 1432.

[11] Naing A, LoRusso P, Fu S, et al. Insulin growth factor-receptor（IGF-1R）antibody cixutumumab combined with the mTOR inhibitor temsirolimus in patients with refractory Ewing's sarcoma family tumors [J]. Clin Cancer Res, 2012, 18（9）: 2625 - 2631.

（五）儿童软组织肉瘤的治疗

各类软组织肉瘤在小儿各系统中均可发生,以良性肿瘤为多,有些肿瘤发病人群以儿童为主。良性软组织肉瘤中最常见为血管瘤、淋巴管瘤等。恶性软组织肉瘤常见者有横纹肌肉瘤、原始神经外胚叶瘤等。这些肿瘤大多在其他章节中已详细阐述,本章仅从小儿外科的角度介绍儿童恶性软组织肉瘤的诊治建议。

儿童横纹肌肉瘤

【概述】

横纹肌肉瘤是儿童期最常见的恶性软组织肉瘤,有早期侵犯局部结构趋向,晚期通过血源性和淋巴管发生远处转移。尽管在成人,肿瘤好发于四肢和躯干,但在儿童,可起源于任何部位。该肿瘤多见于男孩(男:女为 1.5:1.0),在 2～5 岁年龄有个发病高峰期,70%

在诊断时年龄小于 10 岁，12～18 岁为另一个发病高峰期。

【推荐多学科联合诊疗模式】

儿童横纹肌肉瘤的生存率高于成人患者。当前横纹肌肉瘤诊治的推荐模式是转至儿童肿瘤中心接受多学科团队的 MDT 诊疗方案。治疗目标是：对低危患儿减少治疗强度，对中危患儿较早开始放疗，对高危患儿行强化疗治疗。此外，对组织标本进行生物学特性研究，以求发现新的治疗方向和目标。

【诊断推荐】

横纹肌肉瘤可发生在儿童的任何部位，因不同部位而引起不同的症状和体征。胚胎葡萄簇状型横纹肌肉瘤多发于黏膜下层，可侵犯到膀胱肌层、阴道子宫、鼻咽部、胆道和会阴，表现为多蒂样肿块或葡萄串状。胚胎梭形细胞横纹肌肉瘤常表现为睾丸旁肿瘤。腺泡型肿瘤好发于四肢、躯干和会阴，易发生局部淋巴结和骨髓浸润，肿瘤复发率高。多形细胞型在婴儿和儿童较少见。少部分婴儿患先天性横纹肌肉瘤，表现为新生儿期腺泡型肿瘤，皮肤、大脑有转移，死亡率极高。

诊断方法需各种医学系检查，除原发肿瘤的术前影像学评估外，还需摄胸片、骨髓穿刺、放射性核素扫描、必要时行区域淋巴结活检。但最终需组织学来确诊。诊断时进行治疗前分期和临床分组极为重要，与治疗预后密切相关。

【病理分型】

横纹肌肉瘤的病理组织学类型有 4 种：胚胎型、腺泡型、多形型和未分化型，儿童主要为胚胎型和腺泡型两种类型，其中胚胎型横纹肌肉瘤较为常见。葡萄簇状横纹肌肉瘤和梭形细胞性横纹肌肉瘤是胚胎型横纹肌肉瘤的两个亚型。其中腺泡型横纹肌肉瘤含有 2 号、13 号染色体之间染色体移位及 PAX3 翻译因子与头部分叉 DNA 捆绑蛋白 t(2;13)(q35;q14)PAX3(FKHR)的融合。小部分腺泡型横纹肌肉瘤含有 t(1;13)(q36;q14)移位及 PAX7(FKHR)融合基因。有些胚胎型横纹肌肉瘤 11p15 或 12 杂合子丢失导致胰岛素样生长因子 2 过度表达。

许多基因综合征和横纹肌肉瘤有关，如 Beck with-Wiedemann 综合征、神经纤维瘤病和 Li-Fraumeni 综合征。该肿瘤的其他相关高危因素有母孕期间服用大麻或可卡因、婴儿酒精综合征、接触放射线等，其还可发生在基底细胞痣综合征的家族。

【分期与评估】

国际上应用的分期方法有两种，一种是国际儿科肿瘤研究协会的治疗前分期法（TNM 分期系统），依据肿瘤的原发部位、大小、区域淋巴结有无受侵及有无远处转移而定；另一种是美国横纹肌肉瘤研究组（IRS）的手术后临床分组法（IRS 分组法），根据初期手术后肿瘤是否完全切除、有无残留、原发肿瘤所在区域的淋巴结和远处淋巴结的受侵情况等而定。目前主张应用这两种分期法综合判断，有助于危险程度的评估和治疗方案的选择。

1. 治疗前分期（TNM 分期） 应用术前物理检查和影像学检查，根据原发病灶的部位、大小（直径<5 cm 或>5 cm）、有无区域淋巴结受侵和远处转移等分为 1～4 期（附表 15）。前哨淋巴结分布图（附表 16）有助于分期的判断，应认识到区域淋巴结阳性与转移之间的区别，如果区域淋巴结阳性，则应检查其远处的淋巴结，如果远处淋巴结呈阳性，则称为转移性病变。发生转移性病变的患儿危险程度增加，治疗方案亦有所不同。例如，上肢横纹肌肉瘤的远处淋巴结是指锁骨上淋巴结或斜角肌淋巴结，下肢的远处淋巴结是指腘窝淋巴结或主动脉旁淋巴结，睾丸旁横纹肌肉瘤的远处淋巴结则指高于肾静脉水平的同侧腹主动脉旁淋巴结。

2. 手术后临床分组（IRS） IRS 的术后临床分组是一种手术与病理结合的分组系统，要点是根据初期手术所见的肿瘤范围、手术切除情况和有无残留，将肿瘤分为 Ⅰ～Ⅳ 组（附表 17）。

3. 横纹肌肉瘤治疗方案 治疗方案根据初期肿瘤部位、组织类型、治疗前 TNM 分期和术后临床分组而定。手术治疗的原则是：如有可能则初期切除肿瘤；对术后有镜下残留者可行早期再切除；对于曾行较小手术试图切除者，如有可能可考虑行广泛的局部切除；对部分已行手术的Ⅲ组病例，可经放疗后再次手术（在第一次手术后 6 个月）。IRS-Ⅴ在 IRS-Ⅳ的基础上，进一步根据肿瘤的部位、组织学类型、肿瘤大小、治疗前 TNM 分期、术后临床分组和发病年龄进行危险程度分组（附表 18），并采用不同的方案进行治疗。

（1）低危组治疗方案：低危组又分 A 和 B 两个亚组。A 组应用长春新碱和放线菌素 D，对术后临床Ⅰ组不用放疗，显微镜下有残留者用长春新碱和放线菌素 D 加放疗。B 组化疗用 VAC，对有镜下残留、淋巴结阴性者放疗剂量减至 36 Gy，仅在眼眶部有肉眼残留和临床Ⅲ组经二次手术完全切除肿瘤者用 45 Gy 放疗。如果最后一次组织学检查示从胚胎型改变为腺泡型或未分化型，则改用中危组治疗方案。

（2）中危组治疗方案：新诊断的儿童横纹肌肉瘤病例中有 55% 属于中危组。建议中危患儿用增强剂量的环磷酰胺，治疗方案为 4 个疗程增强剂量的环磷酰胺加 VAC。

（3）高危组治疗方案：高危组治疗方案采用 irinotecan 加长春新碱作为一线方案取代 VAC 治疗年龄大于 10 岁新诊断有转移的胚胎型患儿（4 期、Ⅳ组），以及年龄小于 21 岁的腺泡型或未分化型横纹肌肉瘤。

【手术原则】

1. 切缘　横纹肌肉瘤手术的原则是要求完整切除肿瘤，包括至少 0.5 cm 的正常组织边缘，以免肉眼或镜下残留。但不要求将受侵肌肉包括起止点的完全切除，如切除某些重要结构会导致明显功能障碍或毁容，亦应避免。任何部位的病灶，只要能完全切除、镜下无残留，生存率就可提高，因此外科手术在横纹肌肉瘤的治疗中起十分重要的作用。

2. 淋巴结活检　淋巴结评估十分重要，任何临床扪及或影像学提示的肿大淋巴结需做切除性活检，穿刺活检、针吸活检亦可采用。限于区域淋巴结侵袭的病例，淋巴结清扫是有效的，如结合放疗可达区域性控制。在手术中，远处的淋巴结需送病理。上肢病变者同侧锁骨上淋巴结需送病理，下肢病变应检查髂淋巴结、主动脉旁淋巴结，以排除远处转移。若发生远处转移，区域淋巴结的清扫则无临床意义。儿童期的横纹肌肉瘤一般不做预防性的淋巴结清扫。

3. 再次决定性手术　部分病例在明确诊断前已行切取活检或局部切除，常有肉眼下残留、镜下残留或边界不能确定。在这种情况下，建议行再切除术，即在前次手术的部位行广泛切除，包括部分正常组织的边缘（导致明显功能障碍和毁容者除外），该情况尤其适用于肢体和躯干的肿瘤。由于先前的治疗已影响伤口的愈合能力，再次术后常需用皮瓣或植皮来修复缺损。

【术后处理】

在多数进展期病例（Ⅱ～Ⅳ组），放疗是降低术后局部肿瘤复发的重要手段。所有的横纹肌肉瘤病例都需化疗，以期根除原发肿瘤切除后的镜下残余病灶。新的辅助多药化疗还能缩小原先不能切除的肿瘤体积，使延迟的Ⅱ期手术能够切除肿瘤。长春新碱、放线菌素D、环磷酰胺和多柔比星（阿霉素）是横纹肌肉瘤协作组 IRS 的主要化疗药物。

非横纹肌肉瘤软组织肉瘤

儿童、青少年和青年人群中的软组织肉瘤占所有儿科癌症的约8%。约一半的软组织肉瘤是非横纹肌肉瘤软组织肉瘤（NRSTS）。

【临床症状】

NRSTS 儿童的临床情况再次变化很大，并且与肿瘤的解剖位置、大小和组织学类型相关。NRSTS 最常见于躯干和四肢。儿童经常会因为出现继发的局部侵袭或压迫症状和全身症状（如体重减轻）的症状而就诊。肢体的肿块常在创伤或其他偶然事件后被发现。某些肿瘤伴有副肿瘤症状如血管外皮细胞瘤、纤维肉瘤和孤立性纤维瘤等，如某些肿瘤促胰岛素生长因子水平升高可导致低血糖。

【诊断推荐】

1. 影像学　X线片通常作为主要成像模式来检测滑膜肉瘤或骨骼外骨肉瘤中常见的骨性受累或肿瘤钙化。

MRI通常是首选的成像模式，因为它具有出色的软组织分辨率，有助于诊断、手术规划和预后判断。

胸部CT扫描可检测有无肺转移。

氟-18-氟脱氧葡萄糖（FDG）正电子发射断层扫描（PET）或PET/CT可用于进一步的分期评估。在横纹肌样肉瘤患儿中，对于识别结节性病变、骨和骨髓疾病来说，PET/CT被认为优于骨扫描或CT。

2. 活检　对于具有疑似恶性肿瘤的临床和放射学特征的肿块，必须进行组织学诊断。活检时必须有足够的组织来帮助分类NRSTS肿瘤的类型，因而需保证一定的标本量。活检可以通过开放式外科活检或空芯针穿刺活检方法获得组织，细针穿刺活检取得的组织量往往是不够的。活检除了保证足够的组织量的同时还应注意活检的路径，在后续的决定性的手术中活检路径的相关组织也应该可被切除。切除性活检仅适用于小于3 cm的小型病灶。

3. 淋巴结评估　淋巴结转移在滑膜细胞肉瘤、上皮样肉瘤和透明细胞肉瘤中很常见（高达30%）。这些诊断需要淋巴结评估才能进行准确分期。前哨淋巴结活检被认为是评估淋巴结转移状况的首选方法。

4. 病理诊断　小儿NRSTS是一个异质较大的肿瘤群，包含50多种不同的组织学类型。故组织学检查尤为重要，通常需要用到几种诊断技术，包括免疫组织化学、荧光原位杂交（FISH）和细胞遗传学来确定诊断。

5. 基因组学　从遗传学的角度来看，NRSTS肿瘤中存在两个主要种类——在基因组中具有广泛不稳定性的肿瘤和具有特定染色体畸变的肿瘤。具有染色体重排的肿瘤通常编码嵌合融合蛋白，常被认为可驱动肿瘤的发生。由此可以通过聚合酶链反应（PCR）检测相关融合基因来帮助诊断肿瘤。NRSTS 肿瘤表达的染色体异常的识别也可能导致针对每种特定类型肿瘤的治疗策略的改进（附表 19）。

随着遗传数据的整合将为患有这些罕见肿瘤的患者创建个性化治疗方案，以便为个体提供最佳预后。

【临床分期和分组】

1. 分期　临床分期对保证 NRSTS 患者的最有效治疗以及良好预后非常重要。TNM 分期仍然是推荐采用的分期方案，由原发肿瘤的部位和大小、肿瘤侵袭程度、淋巴结状态以及转移的存在与否来决定。该分期系统的主要目的是在任何治疗之前确定肿瘤的严重程度（见软组织肉瘤分期分组）。

2. 临床分组　切除术后肿瘤残留的程度也是 NRSTS 中一个重要的预后因素，其表示的是在原发肿瘤手术切除和淋巴结评估之后但在化疗开始之前病理确定的肿瘤范围（附表 20）。

【治疗推荐】

1. 手术　手术切除的目标应该是切除原发性肿瘤并需保证具有阴性的边缘。如果诊断时是活检或不完全切除，则应在评估不会引起过度并发症的情况下进行完全切除，否则则应在放、化疗后再次评估切除。不能切除或不能完整切除的局部 NRSTS 患儿的预后较差。

2. 化疗　新辅助化疗的适应证包括无法切除的晚期肿瘤和不适合手术切除的局部肿瘤。而术后化疗疗效依据肿瘤病理类型的不同而各不相同。高风险患者，接受放疗和术后多柔比星（阿霉素）以及异环磷酰胺治疗，可提高无事件生存率。

靶向药物治疗，如雷帕霉素、培唑帕尼、吉西他滨等的使用目前在儿童中的应用还缺乏数据支持。

3. 放疗　放射疗法（RT）经常用于 NRSTS 患者的局部控制。肿瘤的位置和类型是决定 RT 作用的主要因素。在肿瘤被认为不可切除的情况下，可以给予放射作为局部控制的主要手段。它也可以在手术前或手术后作为辅助治疗。辐射场边缘通常在 2～4 cm 之间，并且轴向包围筋膜平面。辐射场和剂量由手术可切除性、术后边缘状态、与重要器官的接近度、患者年龄和美容考虑等因素决定。

术前 RT 对肿瘤有局部控制的作用。放疗可以通过影响正常的血管系统，以相对较低的辐射剂量来缩小肿瘤体积。然而，这样也可能增加术后伤口并发症，进而抵消低剂量带来的晚期益处。术前期间放射剂量范围在 45～50 Gy，可选择术后加强至 10～20 Gy。在术后病例中，NRSTS 中的辐射剂量通常在 55～60 Gy。

4. 长期随访　NRSTS 患儿需长期的随访。随访内容包括几个预后因素，例如原发病灶的大小、切除的范围、肿瘤分级和转移病灶的存在。与不良结局相关的其他因素包括切除肿瘤中存在显微镜阳性的手术切缘、内脏部位出现肿瘤、年龄>10 岁等。治疗的晚发事件，包括心、骨骼、肾和生殖等系统的后遗症也需注意。此外患儿大多接受放疗，故需注意二次肿瘤的发生。

（董岿然）

参考文献

［1］中国抗癌协会小儿肿瘤专业委员会.中国儿童及青少年横纹肌肉瘤诊疗建议［J］.中华儿科杂志，2017，55（10）：724.

［2］马晓莉，汤静燕.中国儿童及青少年横纹肌肉瘤诊疗建议（CCCG－RMS－2106）解读［J］.中华儿科杂志，2017，55（10）：735.

［3］中国抗癌协会肉瘤专业委员会等.软组织肉瘤诊治中国专家共识（2015 年版）［J］.中华肿瘤杂志，2016，38（4）：310.

［4］Dasgupta R，Fuchs J，Rodeberg D. Rhabdomyosarcoma［J］. Semin Pediatr Surg，2016，25（5）：276.

［5］Dasgupta R，Rodeberg D. Non-rhabdomyosarcoma［J］. Semin Pediatr Surg，2016，25（5）：284.

［6］ Weigel B J, Pappo A, Meyer W H, et al. Histology, fusion status, and outcome in metastatic rhabdomyosarcoma: a report from the children's oncology group［J］. Pediatr Blood Cancer, 2017, 64(12).

［7］ Shinhara E T, Meyer W H, Reed D R, et al. Consensus and controversies regarding the treatment of rhabdomyosarcoma［J］. Pediatr Blood Cancer, 2018, 65(2).

［8］ Brennan B, De Salvo G L, Orbach D, et al. Outcome of extracranial malignant rhabdoid tumours in children registered in the European Paediatric Soft Tissue Sarcoma Study Group Non-Rhabdomyosarcoma Soft Tissue Sarcoma 2005 Study-EpSSG NRSTS 2005［J］. Eur J Cancer, 2016, 60: 69.

［9］ Weigel B J, Lyden E, Anderson J R, et al. Intensive Multiagent Therapy, Including Dose-Compressed Cycles of Ifosfamide/Etoposide and Vincristine/Doxorubicin/Cyclophosphamide, Irinotecan, and Radiation, in Patients With High-Risk Rhabdomyosarcoma: A Report From the Children's Oncology Group［J］. J Clin Oncol, 2016, 34(2): 117.

（六）软组织肉瘤复发转移的治疗

软组织肉瘤局部复发,手术仍为其首选的治疗方式,如不伴远处转移且能够一期切除,可直接进行一期切除[1]。切缘要求比第一次手术严格,推荐根治性切除或扩大广泛切除,和首次手术者相比,肢体软组织肉瘤截肢手术指征可适当放宽。对于局部病灶过大,或侵犯邻近重要器官等无法一期切除的患者,仍需要通过积极的内科治疗如化疗±靶向治疗、介入、放疗等努力创造二次切除机会。如既往对于化疗获益或属于化疗敏感的肿瘤,可以考虑辅助化疗,否则无需再次辅助化疗。首次手术后未曾辅助放疗者,除截肢手术外,推荐术后及时辅助放疗。

对于大多数远处转移的患者,无论是否存在局部复发,均首先考虑予以综合治疗,如化疗、放疗、靶向治疗、介入治疗[2]。由于多数软组织肉瘤对于内科治疗和放疗的敏感性欠佳,如果复发或转移病灶可以切除患者,例如肺转移灶<3个、局限于一叶患者,内科治疗达到

肿瘤稳定后,仍建议同期或分期姑息性手术切除复发灶或转移灶。

有些多器官、多部位转移和复发的患者,已经失去手术治疗的时机,但是由于复发或转移灶压迫血管、侵及神经等,严重影响了患者生活质量,仍需要积极的治疗。在对患者的 KPS、既往治疗、病理类型和病灶影像学等进行充分评估后,开展积极的内科治疗,适当时机予以姑息性手术或精准放疗,以延长患者的生存期和提高患者的生活质量。

腹膜后肉瘤经常出现局部复发并累及腹盆腔多脏器,对于化疗低敏感的肿瘤如脂肪肉瘤,二次切除已成为目前最有效的治疗手段。为提高局部控制率,在予以积极的术前综合治疗后,尽可能保留腹腔脏器的功能,遗憾的是很难达到 OS 获益的目的[3-5]。值得一提的是,不少患者,特别是肿瘤巨大或有明显症状而影响生活质量的患者能够从姑息性手术中获益。

综合治疗中化疗、放疗和手术的方案与顺序选择不是一成不变的,需要遵循个体化的原则。充分考虑复发或（和）转移灶累及的部位、数量和病理类型,以及患者对于各种抗肿瘤治疗的耐受性、既往各治疗的获益情况,本着让患者在生存期或生活质量上能够从治疗获益的原则,有计划地、合理统筹应用各种治疗手段。

（胡海燕　姚　阳）

参考文献

[1] Decanter G, Stoeckle E, Honore C, et al. Watch and wait approach for reexcision after unplanned yet macroscopically complete Excision of extremity and superficial truncal Soft tissue sarcoma is safe and does not affect metastatic risk or amputation rate [J]. Ann Surg Oncol, 2019, doi: 10.1245/s10434-019-07494-6.

[2] Judge SJ1, Lata-Arias K2, Yanagisawa M1, et al. Morbidity, mortality and temporal trends in the surgical management of retroperitoneal sarcoma: an ACS-NSQIP follow up analysis [J]. J Surg Oncol, 2019, 10.1002/jso.25649.

[3] Peacock O, Patel S, Simpson J A, et al. A systematic review of population-based studies examining outcomes in primary retroperitoneal sarcoma surgery [J]. Surg

Oncol，2019，29：53－63.

［4］ Chouliaras K1，Senehi R1，Ethun CG2，et al. Recurrence patterns after resection of retroperitoneal sarcomas：an eight-institution study from the US Sarcoma Collaborative ［J］. J Surg Oncol，2019，doi：10.1002/jso.25606.

［5］ Abaricia S1，Van Tine BA2. Management of localized extremity and retroperitoneal soft tissue sarcoma ［J］. Curr Probl Cancer，2019，pii：S0147－0272(19)30175－8.

三、预后

软组织肉瘤的预后与其生物学分类、分级和分期密切相关。

1. 软组织肉瘤的生物学分类 软组织肉瘤根据肿瘤生物学行为的不同，可分为良性、中间性（也称交界性）和恶性肿瘤三大类，其中中间性又分为中间性局部侵袭型（locally aggressive）和中间性偶有转移型（rarely metastasizing）两种亚型。

良性肿瘤经局部切除后一般不会发生局部复发。少数良性肿瘤所发生的局部复发对局部不会造成破坏性，经完整切除后仍可获得治愈。极少数（<1/50 000 例）在组织学上看似良性的肿瘤可发生远处转移，但并无可靠的组织学指标来预测转移，如皮肤富于细胞性纤维组织细胞瘤和子宫平滑肌瘤可转移至肺。

中间性局部侵袭型是指肿瘤可在局部呈侵袭性和破坏性生长，并易发生局部复发，但不具备发生转移的潜能，临床上常需做局部扩大切除以控制局部复发，这一类肿瘤以侵袭性纤维瘤病为代表。

中间性偶有转移型是指肿瘤除在局部呈侵袭性生长外，还具备发生转移的能力，多转移至区域淋巴结和肺，但转移率多小于2%，并且无可靠的组织学指标来预测转移，这一类肿瘤以丛状纤维组织细胞瘤和血管瘤样纤维组织瘤为代表。

恶性是指肿瘤除可在局部形成侵袭性和破坏性生长并易发生局部复发外，还可发生远处转移。根据组织学类型和分级，远处转移率从20%至100%不等。一些低度恶性肿瘤的远处转移率尽管比较低

（2%～10%），但当这些肿瘤发生复发时，可向高度恶性的肉瘤转化，远处转移率也随之提高，如黏液纤维肉瘤Ⅰ级可向黏液纤维肉瘤Ⅲ级或多形性未分化肉瘤转化，高分化平滑肌肉瘤可向高级别平滑肌肉瘤转化。

2. 软组织肉瘤的分级 软组织肉瘤的预后取决于多种因素，除与治疗方式密切相关外，软组织肉瘤的分级和分期对预测软组织肉瘤的预后非常重要。

目前采用比较多的是美国国家癌症研究所（National Cancer Institute，NCI）的分级系统和法国癌症中心联合会（Fédération Nationale des Centres de Lutte Contre le Cancer，FNCLCC）的评分及分级系统，其中FNCLCC系统优于NCI系统，已被广泛接受。分级中最重要的三个独立预后因素为：肿瘤分化程度、核分裂象计数和坏死。软组织肉瘤分级主要用于预测肿瘤发生转移的可能性及总生存期，但不能用于预测局部复发，后者很大程度上取决于手术切缘情况。

软组织肉瘤的分级不能替代组织学诊断，并有其局限性：①在一些软组织肉瘤病种中分级不及组织学分型，如去分化脂肪肉瘤、差分化（圆细胞）脂肪肉瘤、横纹肌肉瘤、尤因肉瘤、腺泡状软组织肉瘤和软组织透明细胞肉瘤；②一些软组织肉瘤的分级与预后尚存争议，如恶性周围神经鞘膜瘤和乳腺血管肉瘤；③软组织肉瘤的预后不局限于分级，临床分期在很大程度上决定了软组织肉瘤的生物学行为，尤其是生长部位（浅表或深部，近端或远端，内脏或周围软组织等）、生长方式（局限或浸润，单发或多发）和肿瘤的大小等。如发生于浅表、体积较小的多形性未分化肉瘤，其预后远远好于发生于深部、体积较大者；发生于浅表、体积较小的平滑肌肉瘤经完整性切除以后常可获得治愈，而发生于深部的平滑肌肉瘤（特别是腹膜后）则容易发生局部复发和远处转移；同样，发生于浅表的非典型性脂肪瘤样肿瘤经切除后常可获得治愈，但发生于腹膜后的高分化脂肪肉瘤则容易发生复发，并可发生去分化而难以根治等。

3. 软组织肉瘤的分期　肿瘤分期目的在于：①帮助临床医师制订治疗计划；②在一定程度上提供预后指标；③协助评价治疗效果。

肿瘤分期包括：①临床分期（治疗前临床分期），又称 TNM 分期；②病理分期（手术后病理分期），又称 pTNM 分期。pTNM 分期是在治疗前获得的证据再加上手术和病理学检查获得新的证据予以补充和更正而成的分期。pT 能更准确地确定原发性肿瘤的范围、浸润深度和局部播散情况；pN 能更准确地确定切除的淋巴结有无转移以及淋巴结转移的数目和范围；pM 可在显微镜下确定有无远处转移。

4. 软组织肉瘤的分子分级与预后　新近报道显示基于 67 个基因表达特征（complexity INdex in SARComas，CINSARC）的分子分级优于组织学分级，但仍需得到验证及加以完善。

（王　坚）

四、 随访

  软组织肉瘤患者需要定期随访，对于已达到根治并已完成辅助治疗的患者，随访的首要目的是及时发现肿瘤的复发转移，做到早期发现、早期诊断、早期治疗，改善患者的预后，提高治愈率，延长生存期。次要目的是观察患者接受各种抗肿瘤治疗后出现的近期不良反应、远期毒副作用、并发症与后遗症，及时处理减轻患者痛苦，提高生活质量。对于无法手术切除的局部晚期或转移性软组织肉瘤患者，随访的主要目的在于定期评估肿瘤有无进展，明确是继续观察还是需要调整方案继续治疗。

  软组织肉瘤患者的随访项目除了常规询问病史和进行体格检查外，需要通过 CT 和（或）MRI 检查原发肿瘤部位排除肿瘤局部复发或进展，通过原发肿瘤淋巴引流区 B 超和（或）增强 CT 检查排除区域淋巴结转移或进展，通过胸部 CT、腹部 B 超、ECT 骨核素扫描、头颅 CT、MRI 或 PET－CT/PET－MRI 等辅助检查排除肿瘤远处转移或出现新进展。

  不同部位的原发肿瘤需要选择不同的检查方法，胸腔首选 CT 检查，头颈部、腹盆腔和骨盆需要 CT 结合 MRI 检查，四肢、躯干、脊柱和中枢神经系统首选 MRI 检查，区域淋巴结首选 B 超检查，骨转移的初筛需要选择 ECT 骨核素扫描。X 线检查敏感性低，目前已不推荐作为软组织肉瘤患者的随访检查方法。

  大约 70% 的软组织肉瘤患者在 2 年以内发生第一次复发或转

移。我们推荐手术后 1 个月左右开始第一次随访,术后前 2 年每 3 个月随访一次,2～5 年每 6 个月随访一次,5 年后每年随访一次直至终身。对于病灶较小、低度恶性、手术完全切除者,可以适当延长随访间隔时间。

（孙元珏）

五、附 表

附表 1　软组织肉瘤新 WHO 分类

名称	ICD－O	ICD－11
脂肪细胞肿瘤		
脂肪瘤	8850/0	XH1PL8
脂肪瘤病	8850/0	
神经脂肪瘤病	8850/0	
脂肪母细胞瘤/脂肪母细胞瘤病	8881/0	XH8L55
血管脂肪瘤	8861/0	XH3C77
肌脂肪瘤	8890/0	XH4FS5
软骨样脂肪瘤	8862/0	XH7WX8
梭形细胞/多形性脂肪瘤	8857/0	XH4E98/XH30M7
冬眠瘤	8880/0	XH1054
非典型性梭形细胞/多形性脂肪瘤样肿瘤/		
梭形细胞脂肪肉瘤		
非典型性脂肪瘤样肿瘤/	8850/1	XH0RW4
高分化脂肪肉瘤	8850/3	XH7Y61
去分化脂肪肉瘤	8858/3	XH1C03
黏液样脂肪肉瘤	8852/3	XH3EL0
多形性脂肪肉瘤	8854/3	XH25R1
黏液样多形性脂肪肉瘤		
纤维母细胞/肌纤维母细胞肿瘤		
结节性筋膜炎	8828/0	XH5LM1
增生性筋膜炎和增生性肌炎	8828/0	

（续表）

名称	ICD - O	ICD - 11
骨化性肌炎和指趾纤维骨性假瘤		
缺血性筋膜炎		
弹力纤维瘤	8820/0	XH3BQ8
婴儿纤维性错构瘤		
颈纤维瘤病		
幼年性玻璃样变纤维瘤病		
包涵体性纤维瘤病		
腱鞘纤维瘤	8813/0	XH0WB3
促结缔组织增生性纤维母细胞瘤	8810/0	XH6YK5
乳腺型肌纤维母细胞瘤	8825/0	XH8JB0
钙化性腱膜纤维瘤	8816/0	XH8ZE3
EWSR1 - SMAD3 阳性纤维母细胞性肿瘤		
血管肌纤维母细胞瘤	8826/0	XH8A47
富于细胞性血管纤维瘤	9160/0	XH4E06
软组织血管纤维瘤		
项型纤维瘤	8810/0	XH0XH6
肢端纤维黏液瘤	8811/0	XH5XQ3
Gardner 纤维瘤	8810/0	XH7GT0
钙化性纤维性肿瘤	8817/0	XH7TH6
掌/跖纤维瘤病	8813/1	XH75J5
韧带样瘤型纤维瘤病	8821/1	XH13Z3
腹壁纤维瘤病	8822/1	XH6116
脂肪纤维瘤病	8851/1	XH4QB6
巨细胞纤维母细胞瘤	8834/1	XH9AV8
隆突性皮肤纤维肉瘤	8832/1	XH4QZ8
纤维肉瘤型隆突性皮肤纤维肉瘤	8832/3	
色素性隆突性皮肤纤维肉瘤	8833/1	XH5CT4
孤立性纤维性肿瘤（胸膜外）	8815/1	XH7E62
恶性孤立性纤维性肿瘤	8815/3	XH1HP3
炎性肌纤维母细胞瘤	8825/1	XH66Z0

（续表）

名称	ICD-O	ICD-11
低度恶性肌纤维母细胞肉瘤	8825/3	XH2668
浅表性 CD34 阳性纤维母细胞性肿瘤		
黏液炎性纤维母细胞性肉瘤	8811/1	XH2D15
婴儿型纤维肉瘤	8814/3	XH7BC6
成年型纤维肉瘤	8810/3	XH4EP1
黏液纤维肉瘤	8811/3	XH8WH0
低度恶性纤维黏液样肉瘤	8840/3	XH4V76
硬化性上皮样纤维肉瘤	8840/3	XH4BT2
所谓的纤维组织细胞性肿瘤		
腱鞘滑膜巨细胞瘤		XH0HZ1
局限型	9252/0	XH6911
弥漫型	9252/1	XH52J9
恶性腱鞘滑膜巨细胞瘤	9252/3	XH5AQ9
深部纤维组织细胞瘤	8831/0	XH5DP4
丛状纤维组织细胞瘤	8835/1	XH4GL1
软组织巨细胞瘤	9251/1	XH81M1
脉管肿瘤		
血管瘤		XH5AW4
毛细血管瘤		XH3U29
海绵状血管瘤		XH1GU2
肌内血管瘤	9132/0	XH0553
静脉性血管瘤	9122/0	XH4NS3
吻合状血管瘤		
上皮样血管瘤	9125/0	XH10T4
淋巴管瘤	9170/0	XH9MR8
淋巴管瘤病		
簇状血管瘤/卡波西型血管内皮瘤	9130/1	XH2EX4/XH6PA4
网状血管内皮瘤	9136/1	XH64U8
乳头状淋巴管内血管内皮瘤	9135/1	XH4SY7

（续表）

名称	ICD－O	ICD－11
复合型血管内皮瘤	9130/1	XH8D24
卡波西肉瘤	9140/3	XH36A5
假肌源性血管内皮瘤	9136/1	XH26F6
上皮样血管内皮瘤	9133/3	XH9GF8
血管肉瘤	9120/3	XH6264
血管周皮细胞(血管周)肿瘤		
血管球瘤	8711/0	XH47J2
血管球瘤病	8711/1	XH7CP7
恶性血管球瘤	8711/3	XH21E6
肌周细胞瘤(包括肌纤维瘤)		
肌周细胞瘤	8824/0	
肌纤维瘤	8824/0	XH0953
肌纤维瘤病	8824/1	XH1N00
血管平滑肌瘤	8894/0	XH7CL0
平滑肌肿瘤		
平滑肌瘤	8890/0	XH4CY6
EBV 相关性平滑肌肿瘤		
炎性平滑肌肉瘤		
平滑肌肉瘤	8890/3	XH7ED4
上皮样平滑肌肉瘤		XH13Z5
黏液样平滑肌肉瘤		XH3122
骨骼肌肿瘤		
横纹肌瘤	8900/0	XH8WG9
成年型	8904/0	XH4BG5
胎儿型	8903/0	XH4729
生殖道型	8905/0	XH5AF2
胚胎性横纹肌肉瘤	8910/3	XH83G1
腺泡状横纹肌肉瘤	8920/3	XH7099

（续表）

名称	ICD - O	ICD - 11
多形性横纹肌肉瘤	8901/3	XH5SX9
梭形细胞/硬化性横纹肌肉瘤	8912/3	XH7NM2
外胚层间叶瘤	8921/3	XH0S12
胃肠道间质瘤		
胃肠道间质瘤	8936	XH8RP6
软骨-骨肿瘤		
软组织软骨瘤	9220/0	XH0NS4
骨外间叶性软骨肉瘤	9240/3	XH8X47
骨外骨肉瘤	9180/3	XH2CD6
周围神经鞘膜肿瘤		
神经鞘瘤	9560/0	XH98Z3
神经纤维瘤	9540/0	XH87J5
神经束膜瘤	9571/0	XH0XF7
颗粒细胞瘤	9580/0	XH09A9
真皮神经鞘黏液瘤	9562/0	
孤立性局限性神经瘤	9571/0	XH90Y8
异位脑膜瘤/脑膜上皮错构瘤	9530/0	XH11P5
神经肌肉迷芽瘤		
良性蝾螈瘤		
混杂性神经鞘膜肿瘤	9563/0	XH01G0
恶性周围神经鞘膜瘤	9540/3	XH2XP8
恶性色素性神经鞘膜瘤		
分化尚不确定的肿瘤		
肌内黏液瘤	8840/0	XH6Q84
关节旁黏液瘤	8840/0	
深部（"侵袭性"）血管黏液瘤	8841/0	XH9HK9
非典型性纤维黄色瘤	8830/1	XH1RM7
血管瘤样纤维组织细胞瘤	8836/1	XH9362

（续表）

名称	ICD－O	ICD－11
骨化性纤维黏液样肿瘤	8842/0	XH1DA7
肌上皮瘤	8982/1	XH3CQ8
肌上皮癌	8982/3	XH43E6
软组织混合瘤	8940/0	XH2KC1
软组织多形性玻璃样变血管扩张性肿瘤		
含铁血黄素沉着性纤维脂肪瘤样肿瘤	8811/1	XH9526
磷酸盐尿性间叶性肿瘤		
良性	8990/0	XH9T96
恶性	8990/3	XH3B27
NTRK 重排梭形细胞间叶性肿瘤		
滑膜肉瘤，非特指性	9040/3	XH9B22
梭形细胞型滑膜肉瘤	9041/3	XH9346
双相型滑膜肉瘤	9043/3	XH1J28
上皮样肉瘤	8804/3	XH4396
腺泡状软组织肉瘤	9581/3	XH8V95
软组织透明细胞肉瘤	9044/3	XH1A21
骨外黏液样软骨肉瘤	9231/3	XH9344
促结缔组织增生性小圆细胞肿瘤	8806/3	XH5SN6
恶性肾外横纹肌样瘤	8963/3	XH3RF3
具有血管周上皮样细胞分化的肿瘤(PEComa)		
良性	8714/0	XH4C66
恶性	8714/3	XH9WD1
（动脉）内膜肉瘤	9137/3	XH36H7
未分化肉瘤	8802/3	XH0947
软组织和骨未分化小圆细胞肉瘤		
尤因肉瘤	9364/3	XH8KJ8
伴有 EWSR1 -非 ETS 家族融合基因的圆细胞肉瘤	8803/3	XH85G7
CIC 重排肉瘤	8803/3	XH85G7
伴有 BCOR 遗传学改变的肉瘤	8803/3	XH85G7

附表 2　部分软组织肉瘤的推荐标记物

肿瘤类型	标记物
结节性筋膜炎	α - SMA，calponin，CD10，KP - 1
乳腺型肌纤维母细胞瘤	desmin，CD34，α - SMA，Rb1（表达缺失）
血管肌纤维母细胞瘤	desmin，ER，PR，α - SMA
侵袭性血管黏液瘤	desmin，ER，PR
孤立性纤维性肿瘤	CD34，STAT6，bcl - 2，CD99，β - catenin（〜40％）
掌/跖纤维瘤病	α - SMA，MSA，β - catenin（〜50％）
侵袭性纤维瘤病	β - catenin，α - SMA，desmin，ER，PR
炎性肌纤维母细胞瘤	α - SMA，desmin，ALK（D5F3/1A4/ALK1）
低度恶性肌纤维母细胞肉瘤	α - SMA，calponin，desmin，h - CALD（－），myogenin（－）
浅表性 CD34 阳性纤维母细胞肿瘤	CD34，AE1/AE3，SMARCB1（无表达缺失）
低度恶性纤维黏液样肉瘤	MUC4
硬化性上皮样纤维肉瘤	MUC4，EMA（局灶）
梭形细胞/多形性脂肪瘤	CD34，RB1（表达缺失）
非典型性梭形细胞/多形性脂肪瘤样肿瘤/梭形细胞脂肪肉瘤	CD34，S - 100 蛋白，Rb1（表达缺失）
高分化脂肪肉瘤	MDM2，CDK4，p16，HMGA2
黏液样脂肪肉瘤	S - 100 蛋白，NY - ESO - 1，CD34（显示丛状血管网）
多形性脂肪肉瘤	S - 100 蛋白
腱鞘巨细胞瘤	clusterin，CD68，CD163，CD45，desmin
丛状纤维组织细胞瘤	KP1，α - SMA
Neurothekeoma	CD10，MiTF，CD63（NKI - C3），KP1
平滑肌瘤/平滑肌肉瘤	α - SMA，desmin，h - CALD

（续表）

肿瘤类型	标记物
血管球瘤/肌周皮细胞瘤	α‑SMA，h‑CALD，Ⅳ型胶原，CD34
鼻腔鼻窦球肌真皮细胞瘤	α‑SMA，β‑catenin
横纹肌肉瘤	desmin，myogenin，MyoD1，ALK（腺泡状亚型）
幼年性血管瘤	GLUT1，CD31，CD34，ERG
上皮样血管瘤	CD31，ERG，FOSB(50%)
卡波西肉瘤	CD34，D2‑40，HHV8(LNA‑1)
上皮样血管内皮瘤	CD31，ERG，CAMTA1（90%），TFE3（5%），AE1/AE3
假肌源性血管内皮瘤	AE1/AE3，CD31，ERG，FOSB(>90%)，CD34(—)
血管肉瘤	CD31，ERG
胃肠道间质瘤	CD117，DOG1，CD34，Ki‑67，SDHB（SDH缺失型）
富于细胞性/胃肠道神经鞘瘤	S‑100蛋白，SOX10，GFAP
混杂性神经鞘瘤/神经束膜瘤	S‑100蛋白，SOX10，EMA，claudin‑1，GLUT1，CD34
神经纤维瘤	S‑100蛋白，SOX10
副神经节瘤	CgA，Syn，NSE，S‑100蛋白，SDHB
神经束膜瘤	EMA，GLUT‑1，claudin‑1，CD34（~60%）
颗粒细胞瘤	S‑100蛋白，SOX10，NSE，KP1
恶性周围神经鞘膜瘤	S‑100蛋白（—/+），SOX10（—/+），H3K27Me3（表达缺失）
上皮样恶性周围神经鞘膜瘤	S‑100蛋白（100%），SOX10（100%），SMARCB1（表达缺失，70%）
血管瘤样纤维组织细胞瘤	EMA，desmin，CD99，KP‑1
骨化性纤维黏液样肿瘤	S‑100蛋白，desmin

（续表）

肿瘤类型	标记物
软组织肌上皮瘤/混合瘤	AE1/AE3，S-100 蛋白，calponin，GFAP，α-SMA，P63，SMARCB1（表达缺失，10%～40%）
腺泡状软组织肉瘤	TFE3，MyoD1（胞质颗粒状着色），CD34（血窦网）
滑膜肉瘤	EMA，AE1/AE3，bcl-2，CD99，calponin，（TLE1）
上皮样肉瘤	AE1/AE3，EMA，CD34（～70%），vimentin，ERG（弱阳性），SMARCB1（表达缺失，90%）
恶性肾外横纹肌样瘤	AE1/AE3，EMA，SMARCB1（表达缺失，100%）
促结缔组织增生性小圆细胞肿瘤	AE1/AE3，desmin，vimentin，Syn，WT1，α-SMA
尤因肉瘤	CD99，Fli1，Syn，ERG，NKX2.2，PAX7
CIC 重排肉瘤	CD99（灶性或部分），ETV4（＞90%），WT1（＞90%），NKX2.2（－）
BOCR 重排肉瘤	CD99（灶性或部分），BCOR（＞90%），CCNB3（90%），NKX2.2（－），cyclinD1，SATB2，TLE1
软组织透明细胞肉瘤	S-100 蛋白，SOX10，HMB45，PNL2，Melan-A，MiTF
骨外黏液样软骨肉瘤	S-100 蛋白（～20%），Syn，ERG，CD117（～30%），EMA（30%），SMARCB1（表达缺失，17%）
脊索瘤	AE1/AE3，CAM5.2，EMA，S-100 蛋白，Brachyury，SMARCB1（差分化型表达缺失，100%）
PEComa	HMB45，PNL2，Melan-A，α-SMA，desmin，TFE3，capthepsin K

（续表）

肿瘤类型	标记物
鼻腔鼻窦双表型肉瘤	S-100 蛋白，α-SMA，desmin/myogenin（少数病例），PAX3，β-catenin
NTRK 重排梭形细胞间叶性肿瘤	pan-NTRK，TrkA
SMARCA4 缺失性胸腔肉瘤	SMARCA4（表达缺失），SMARCA2（表达缺失）

附表 3　软组织肉瘤 FISH 检测和所检测肿瘤类型

探针类型	染色体定位	所检测的主要肿瘤类型
检测基因重排		
SS18(SYT)	18q11.2	滑膜肉瘤
EWSR1	22q12	尤因肉瘤、软组织透明细胞肉瘤、血管瘤样纤维组织细胞瘤、胃肠道透明细胞肉瘤样肿瘤、促结缔组织增生性小圆细胞肿瘤、硬化性上皮样纤维肉瘤、肺原发黏液样肉瘤、软组织和骨肌上皮瘤、部分骨外黏液样软骨肉瘤、少部分恶性间皮瘤、EWSR1-SMAD3 重排纤维母细胞性肿瘤等
ALK	2p23	炎性肌纤维母细胞肿瘤（包括上皮样炎性肌纤维母细胞性肉瘤）、膀胱假肉瘤样肌纤维母细胞增生、上皮样纤维组织细胞瘤
USP6	17p13.2	结节性筋膜炎、骨化性肌炎、动脉瘤样骨囊肿
DDIT3	12q13	黏液样脂肪肉瘤
FOXO1	13q14	腺泡状横纹肌肉瘤
ETV6	12p13	婴儿型纤维肉瘤、少部分胃肠道间质瘤等
TFE3	Xp11.2	腺泡状软组织肉瘤、部分上皮样血管内皮瘤、部分血管周上皮样细胞肿瘤（PEComa）
PDGFB	22q13	隆突性皮肤纤维肉瘤/巨细胞纤维母细胞瘤
NTRK1	1q21-q22	NTRK 重排梭形细胞间叶性肿瘤
CIC	4q35	CIC 重排肉瘤

（续表）

探针类型	染色体定位	所检测的主要肿瘤类型
FUS	16p11	低度恶性纤维黏液样肉瘤、部分黏液样脂肪肉瘤等
NR4A3	9q22	骨外黏液样软骨肉瘤
NCOA2	8q13.3	骨和骨外间叶性软骨肉瘤、软组织血管纤维瘤、鼻窦鼻腔双表型肉瘤、少部分婴儿型梭形细胞横纹肌肉瘤
FOSB	19q13	假肌源性血管内皮瘤、上皮样血管瘤
检测融合基因		
COL1A1/PDGFB	t(17;22)(q21;q13)	隆突性皮肤纤维肉瘤/巨细胞纤维母细胞瘤
BCOR-CCNB3	Xp11.4;Xp11.22	BCOR 重排肉瘤
检测基因扩增		
MDM2/CDK4	12q13-15	非典型性脂肪瘤样肿瘤/高分化脂肪肉瘤/去分化脂肪肉瘤、动脉内膜肉瘤、骨旁骨肉瘤、髓内高分化骨肉瘤
检测基因缺失		
RB1	13q14	梭形细胞/多形性脂肪瘤、乳腺型肌纤维母细胞瘤、富于细胞性血管纤维瘤、非典型性梭形细胞/多形性脂肪瘤样肿瘤、指趾纤维黏液瘤
p16/CDKN2A	9p21	恶性间皮瘤

附表4 软组织肉瘤中的基因突变检测

基因突变	染色体定位	肿瘤类型
KIT/PDGFRA	4q12-13/4q11-12	胃肠道间质瘤
PDGFRA	4q11-12	炎性纤维性息肉
CTNNB1(β-catenin)	3p21-22	侵袭性纤维瘤病、鼻腔鼻窦型球血管肌周细胞瘤和鼻咽血管纤维瘤、淋巴结内栅栏状肌纤维母细胞瘤

（续表）

基因突变	染色体定位	肿瘤类型
SMARCB1	22q11.2	上皮样肉瘤、恶性横纹肌样瘤、上皮样恶性周围神经鞘膜瘤、神经鞘瘤病、部分肌上皮癌、差分化脊索瘤
SMARCA4	19p	SMARCA4 缺失性胸腔肉瘤
MyoD1	11p	梭形细胞/硬化性横纹肌肉瘤
GNAS	20q13.32	纤维结构不良、肌内黏液瘤
CMG2	4q21	幼年性玻璃样变纤维瘤病
VEGF	6q21.3	婴儿富于细胞性血管纤维瘤
NF2	22q12.2	神经鞘瘤
SDHx	11q22.3 - 23.2	SDH 缺失性胃肠道间质瘤/肾上腺外副神经节瘤

附表 5 软组织肉瘤 FNCLCC 组织学分级系统

组织学参数	定义
肿瘤分化	
评分 1	非常类似成人正常间叶组织,或与良性肿瘤较难区分的肉瘤(如脂肪瘤样脂肪肉瘤和平滑肌肉瘤 I 级)
评分 2	能够做出组织学分型的软组织肉瘤(如黏液样脂肪肉瘤和黏液纤维肉瘤)
评分 3	胚胎性或未分化肉瘤,类型不明确的肉瘤
核分裂计数	
评分 1	0~9/10 高倍视野
评分 2	10~19/10 高倍视野
评分 3	≥20/10 高倍视野
肿瘤性坏死	
评分 0	无
评分 1	≤50%

（续表）

组织学参数	定义
评分 2	＞50％
组织学分级	
Ⅰ级	总评分为 2、3
Ⅱ级	总评分为 4、5
Ⅲ级	总评分为 6、7、8

附表 6　软组织肉瘤的分级

组织学类型	分级
高分化脂肪肉瘤	1
高分化平滑肌肉瘤	1
低度恶性周围神经鞘膜瘤	1
婴儿型纤维肉瘤	1
黏液纤维肉瘤	2、3
黏液样脂肪肉瘤	2
经典型平滑肌肉瘤	2
经典型恶性周围神经鞘膜瘤	2
经典型纤维肉瘤	2
骨外黏液样软骨肉瘤	2
经典型血管肉瘤	2
多形性和去分化平滑肌肉瘤	3
高级别(圆细胞)黏液样脂肪肉瘤	3
多形性脂肪肉瘤	3
去分化脂肪肉瘤	3
横纹肌肉瘤	3
差分化/多形性平滑肌肉瘤	3
差分化/上皮样血管肉瘤	3

（续表）

组织学类型	分级
差分化纤维肉瘤	3
差分化恶性周围神经鞘膜瘤	3
恶性蝾螈瘤	3
滑膜肉瘤	3
骨外骨肉瘤	3
骨外尤因肉瘤	3
骨外间叶性软骨肉瘤	3
软组织透明细胞肉瘤	3
上皮样肉瘤	3
腺泡状软组织肉瘤	3
恶性横纹肌样瘤	3
未分化（梭形细胞和多形性）肉瘤	3
CIC 重排肉瘤	3
BCOR 重排肉瘤	3
SMARCA4 缺失性胸腔肉瘤	3

附表 7　软组织肉瘤的 pTNM 分期

T：原发性肿瘤

Tx　原发性肿瘤不能评估

T0　无原发性肿瘤证据

T1　肿瘤≤5 cm

T1a　浅表性肿瘤（位于浅筋膜上方，未累及筋膜）

T1b　深部肿瘤（累及或位于浅筋膜下方；体腔）

T2　肿瘤最大径＞5 cm

T2a　浅表性肿瘤

T2b　深部肿瘤

N：区域淋巴结

（续表）

Nx	区域淋巴结不能评估
N0	区域淋巴结无肿瘤转移
N1	区域淋巴结有肿瘤转移

M：远处转移

MX	远处转移灶不能评估
M0	无远处转移

M1　有远处转移（根据转移部位可用下列字母表示：pul＝肺，oss＝骨，hep＝肝，bra＝脑，lym＝淋巴结，pleu＝胸膜，per＝腹膜，ski＝皮肤，oth＝其他）

G：组织病理学分级*

Gx	分化程度不能确定
G1	
G2	
G3	

附表 8　软组织肉瘤分期的分组

分期	原发性肿瘤	区域淋巴结	远处转移分级	分级
ⅠA 期	T1a	N0	M0	G1 或 Gx
	T1b	N0	M0	G1 或 Gx
ⅠB 期	T2a	N0	M0	G1 或 Gx
	T2b	N0	M0	G1 或 Gx
ⅡA 期	T1a	N0	M0	G2 或 G3
	T1b	N0	M0	G2 或 G3
ⅡB 期	T2a	N0	M0	G2
	T2b	N0	M0	G2
Ⅲ 期	T2a 或 T2b	N0	M0	G3
	任何 T	N1	M0	任何 G
Ⅳ 期	任何 T	任何 N	M1	任何 G

附表 9　不同病理类型软组织肉瘤化疗敏感性分级

化疗敏感性分级	软组织肉瘤的病理类型及亚型
化疗可以治愈	尤因肉瘤家族肿瘤
	胚胎型/腺泡型横纹肌肉瘤
化疗敏感	促结缔组织增生性小圆细胞肿瘤
	滑膜肉瘤
	黏液样/圆细胞性脂肪肉瘤
	子宫平滑肌肉瘤
化疗中度敏感	多形性脂肪肉瘤
	上皮样肉瘤
	多形性横纹肌肉瘤
	平滑肌肉瘤
	血管肉瘤
化疗相对不敏感	恶性周围神经鞘膜瘤
	黏液纤维肉瘤
	去分化脂肪肉瘤
	透明细胞肉瘤
	子宫内膜间质肉瘤
化疗不敏感	腺泡状软组织肉瘤
	骨外黏液软骨肉瘤

注：Salgado R，van Marck E. Soft tissue tumours：the surgical pathologist's perspective，In：De Schepper AM，Vanhoemacker F，Gielen J，Parizel PM，editors. Imaging of soft tissue tumors，3rd edn. Berlin：Springer；2006. p. 107 - 116.

　　Dangoor A，Seddon B，Gerrand C，et al. UK guidelines for the management of soft tissue sarcomas. Clin Sarcoma Res（2016）6：20 DOI 10. 1186/s13569 - 016 - 0060 - 4.

附表 10　晚期软组织肉瘤化疗药物与方案推荐

病理类型	单药	联合
非特殊类型	ADM	AD(ADM+DTIC)
	EPI	AIM(ADM+IFO+Mesna)
	PLD	MAID(Mesna+ADM+IFO+DTIC)
	IFO	IFO+EPI+Mesna
	DTIC	GEM+TXT
	GEM	GEM+VNR
	TMZ	GEM+DTIC
	VNR	
	eribulin	
	trabectidin	
非多形性横纹肌肉瘤	ADM 75 mg/m^2 d1，Q3w	VCR 1.5 mg/m^2+ACT‑D 1.5 mg/m^2+CTX 2.2 g/m^2
	CPT‑1120 mg/m^2 d1～5，Q2w	VCR 1.5 mg/m^2+ADM 30 mg/m^2 d1～2+CTX 250 mg/m^2 d1～5，Q3w
	TPT 2.0～2.4 mg/m^2 d1～5，Q3w	VCR 1.5 mg/m^2+ADM 30 mg/m^2 d1～2+CTX 250 mg/m^2 d1～5，Q3w→IFO 1.8 g/m^2 d1～4+VP‑16 100 mg/m^2 d1～4，Q3w
	VNR 25 mg/m^2 d1、8，Q3w	VCR 1.5 mg/m^2+ADM 30 mg/m^2 d1～2+IFO 1.8 g/m^2 d1～5，Q3w
	HD‑MTX 8～10 g/m^2 d1，Q3w	CTX 250 mg/m^2 d1～5+TPT 0.75 mg/m^2 d1～5
		IFO 1.8 g/m^2 d1～5+ADM 30 mg/m^2 d1～2，Q3w
		IFO 1.8 g/m^2 d1～4+VP‑16 100 mg/m^2 d1～4，Q3w
	trabectidin 1.5 mg/m^2 civ 24 h，Q3w	VCR 1.5 mg/m^2 w0、1、3、4+CPT‑11 20 mg/m^2 d1～5，Q2w
		VCR 1.5 mg/m^2+ACT‑D 1.5 mg/m^2
		IFO 1.8 g/m^2 d1～4+CBP 400 mg/m^2 d1，Q3w
		VNR 25 mg/m^2 d1、8、15+CTX 25 mg/m^2 d1～28

（续表）

病理类型	单药	联合
孤立性纤维瘤 血管外皮细胞瘤		BEV 5 mg/kg Q2w＋TMZ 100 mg/m^2 d1～5，Q4w
硬纤维瘤（DT） 侵袭性纤维瘤病	苏林酸 NSAIDS 他莫昔芬 托瑞米芬 低剂量 IFN PLD	MTX＋VLB MTX＋VNR ADM 为基础的联合化疗
炎性肌纤维母细胞瘤	DDP/CBP IFO	MTX＋VNR VCR＋VP‐16

病理类型	一线化疗	二线化疗
艾滋病相关性卡波西肉瘤	PLD 20 mg/m^2 d1，Q3w PTX 100 mg/m^2 d1，Q2w	pomalidomide 5 mg po d1～21，Q4w BEV 15 mg/kg iv d1、8→Q3w VP‐16 50 mg d1～7，Q3w GEM 1 g iv，Q2w imatinib 400 mg/d po IFN α‐2b 1×10^6 IU SC qd Nab‐PTX 100 mg d1、8、15，Q4w Thalidomide 200 mg/d po VNR 30 mg/m^2 d1，Q2w
血管肉瘤	PLD 50 mg/m^2 d1，Q4w PTX 140 mg/m^2 civ d1～6，Q4w	PTX 140 mg/m^2 civ d1～6，Q4w TXT 25 mg/m^2，Qw×8 VNR 25 mg/m^2 d1、8，Q3w GEM 1 g/m^2 d1、8、15，Q4w
平滑肌肉瘤	AD（ADM 75 mg/m^2 d1＋DTIC 400 mg/m^2 d1～3，Q3w）	IFO 8～10 g/m^2，Q3w

（续表）

病理类型	单药	联合
平滑肌肉瘤	AI（ADM 60 mg/m² d1＋IFO 8～10 g/m²，Q3w）	trabectidin 1.5 mg/m² civ 24 h d1，Q3w
	ADM 75 mg/m² d1，Q3w	GEM 1 g/m² d1、8、15，Q4w
		DTIC 400 mg/m² d1～3，Q3w
		TMZ 150 mg/m² d1～5，Q4w
		eribulin 1.4 mg/m² d1、8，Q3w
		GA（GEM 1 g/m² d1、8＋ADM 60 mg/m² d1，Q3w）
		GD（GEM 1 g/m² d1、8＋DTIC 400 mg/m² d1～3，Q3w）
		GT（GEM 675 mg/m² d1、8＋TXT 75～100 mg/m² d8，Q3w）
脂肪肉瘤	AI（ADM 60 mg/m² d1±IFO 8～10 g/m²，Q3w）	trabectidin 1.5 mg/m² civ 24 h，Q3w
	AD（ADM 75 mg/m² d1＋DTIC 400 mg/m² d1～3，Q3w）	HD-IFO：14 g/m² d1～14 civ，Q4w
		eribulin 1.4 mg/m² d1、8，Q3w
滑膜肉瘤	AI（ADM 60 mg/m² d1±IFO 8～10 g/m²，Q3w）	trabectidin 1.5 mg/m² civ 24 h，Q3w
		IFO 4 g/m² d1～3 civ 24 h d1，Q3w
骨外骨肉瘤	AP（ADM 75 mg/m² d1＋DDP 75 mg/m²，Q3w）	GT（GEM 675 mg/m² d1、8＋TXT 75～100 mg/m² d8，Q3w）
骨外去分化软骨肉瘤 未分化多形性肉瘤	MAP（HD-MTX 8～10 g/m² d1＋ADM 60 mg/m² d1＋DDP 75 mg/m²，Q3w）	CTX 250 mg/m² d1～5＋VP-16 100 mg/m² d1～4，Q3w

(续表)

病理类型	单药	联合
骨外骨肉瘤 骨外去分化软骨肉瘤 未分化多形性肉瘤	MAIP(ADM 60 mg/m² d1＋DDP 75 mg/m²＋IFO 1.8 g/m² d1～4＋HD－MTX 8～10 g/m² d1，Q3w)	CTX 250 mg/m² d1～5＋TPT 0.75 mg/m² d1～5
	IEP(IFO 1.8 g/m² d1～4＋EPI 80 mg/m² d1＋DDP 75 mg/m²，Q3w)	GEM 1 g/m² d1、8、15，Q4w
		IE（IFO 1.8 g/m² d1～4＋VP-16 100 mg/m² d1～4，Q3w）
		ICE（IFO 1.8 g/m² d1～4＋VP-16 100 mg/m² d1～4＋CBP 400 mg/m² d1，Q3w）
		IEM（HD-MTX 8～10 g/m² d1＋IFO 1.8 g/m² d1～4＋VP-16 100 mg/m² d1～4，Q3w）
骨外尤因肉瘤 原始神经外胚层瘤	VAC/IE（VCR 1.5 mg/m²＋ADM 30 mg/m² d1～2＋CTX 250 mg/m² d1～5，Q3w/IFO 1.8 g/m² d1～4＋VP-16 100 mg/m² d1～4，Q3w)	CTX 250 mg/m² d1～5＋TPT 0.75 mg/m² d1～5
	VAI(VCR 1.5 mg/m²＋ADM 30 mg/m² d1～2＋IFO 1.8 g/m² d1～4，Q3w)	CPT-11 10～20 mg/m² d1～5,8～12±TMZ 100 mg/m² d1～5，Q4w
	VIDE(VCR＋IFO＋ADM＋VP-16)（VCR 1.5 mg/m²＋IFO 1.8 g/m² d1～4＋ADM 30 mg/m² d1～2＋VP-16 100 mg/m² d1～4，Q3w)	IE（IFO 1.8 g/m² d1～4＋VP-16 100 mg/m² d1～4，Q3w）
		ICE（IFO 1.8 g/m² d1～4＋VP-16 100 mg/m² d1～4＋CBP 400 mg/m² d1，Q3w）
		GT(GEM 675 mg/m² d1、8＋TXT 75～100 mg/m² d8，Q3w)

(续表)

病理类型	单药	联合
子宫肉瘤	ADM 75 mg/m² d1，Q3w GT(GEM 675 mg/m² d1、8 + TXT 75 ～ 100 mg/m² d8，Q3w)	AI(ADM 60 mg/m² d1＋IFO 8～10 g/m²，Q3w)
		AD(ADM 75 mg/m² d1＋DTIC 400 mg/m² d1～3，Q3w)
		GD(GEM 1 g/m² d1、8＋DTIC 400 mg/m² d1～3，Q3w)
		GN（GEM 675 mg/m² d1、8 + VNR 25 mg/m² d1、8，Q3w)
		DTIC 400 mg/m² d1～3，Q3w
		GEM 1 g/m² d1、8、15，Q4w
		EPI 60～120 mg/m² d1，Q3w
		IFO 8～10 g/m²，Q3w
		PLD 20 mg/m² d1，Q2w 或 50 mg/m² d1，Q4w
		TMZ 100 mg/m² d1～5，Q4w
		trabectidin 1.5 mg/m² civ 24 h，Q3w
		eribulin 1.4 mg/m² d1、8，Q3w(2B类)

附表 11　平滑肌肉瘤和内膜间质肉瘤 2018 FIGO 临床分期和 2017 AJCC 手术分期

T	FIGO 分期	原发肿瘤
TX		原发肿瘤无法评估
T0		无证据表明原发肿瘤存在
T1	I	肿瘤局限于子宫
T1a	I A	肿瘤最大径≤5 cm
T1b	I B	肿瘤最大径＞5 cm
T2	II	肿瘤超出子宫,但局限于盆腔内
T2a	II A	肿瘤累及附件

（续表）

T	FIGO 分期	原发肿瘤
T2b	ⅡB	肿瘤累及盆腔其他组织
T3	Ⅲ	肿瘤侵犯腹腔组织（并非仅仅突向腹腔）
T3a	ⅢA	1 个病灶
T3b	ⅢB	多于 1 个病灶
T4	ⅣA	肿瘤累及膀胱或直肠
N	**FIGO 分期**	**区域淋巴结**
NX		区域淋巴结无法评估
N0		无区域淋巴结转移
N0(i+)		区域淋巴结中存在孤立的肿瘤细胞，且≤0.2 mm
N1	ⅢC	区域淋巴结转移
M	**FIGO 分期**	**远处转移**
M0		无远处转移
M1	ⅣB	远处转移

附表 12　平滑肌肉瘤和内膜间质肉瘤 2018 FIGO 临床分期和 2017 AJCC 手术分期对应表

FIGO 分期	T	N	M
Ⅰ	T1	N0	M0
ⅠA	T1a	N0	M0
ⅠB	T1b	N0	M0
ⅠC	T1c	N0	M0
Ⅱ	T2	N0	M0
ⅢA	T3a	N0	M0
ⅢB	T3b	N0	M0
ⅢC	T1～3	N1	M0
ⅣA	T4	任何 N	M0
ⅣB	任何 T	任何 N	M1

表附 13　腺肉瘤 2018 FIGO 临床分期

Ⅰ		肿瘤局限于子宫
	ⅠA	局限于子宫内膜、宫颈管内膜，无肌层浸润
	ⅠB	≤1/2 肌层浸润
	ⅠC	>1/2 肌层浸润
Ⅱ		肿瘤扩散到盆腔
	ⅡA	累及附件
	ⅡB	累及子宫外的盆腔组织
Ⅲ		肿瘤侵犯腹腔组织（并非仅仅突向腹腔）
	ⅢA	1 个病灶
	ⅢB	多于 1 个病灶
	ⅢC	转移到盆腔和（或）主动脉旁淋巴结
Ⅳ		
	ⅣA	肿瘤侵犯膀胱和（或）直肠
	ⅣB	远处转移

附表 14　子宫肉瘤常用化疗方案

方案	剂量	间隔（天）
多柔比星	多柔比星 50～75 mg/m², d1	21
吉西他滨/多西他赛	吉西他滨 675～900 mg/m²，d1, d8 多西他赛 60～100 mg/m²，d8	21
多柔比星/奥拉单抗	多柔比星 75 mg/m²，d1 奥拉单抗 15 mg/m²，d1, d8	21
多柔比星/异环磷酰胺	多柔比星 50 mg/m²，d1 异环磷酰胺 1.2～2.4 g/m²，d1～3 （美纳斯保护）	21
吉西他滨/达卡巴嗪	吉西他滨 1 800 mg/m²，d1 达卡巴嗪 500 mg/m²，d1	14
曲贝替定	曲贝替定 1.5 mg/m²，d1	21

（续表）

方案	剂量	间隔(天)
艾日布林	艾日布林 1.4 mg/m², d1, d8	21
脂质体多柔比星	脂质体多柔比星 50 mg/m², d1	28
异环磷酰胺	异环磷酰胺 1.2~1.5 g/m²，d1~d5（美纳斯保护）	28
多柔比星/异环磷酰胺/达卡巴嗪	多柔比星 50 mg/m²，d1 异环磷酰胺 1.5 g/m²，d1~d3（美纳斯保护） 达卡巴嗪 300 mg/m²，d1~d3	21
多柔比星/异环磷酰胺/顺铂	多柔比星 50 mg/m²，d1 异环磷酰胺 1.2~2.4 g/m²，d1~d3（美纳斯保护） 顺铂 25 mg/m²，d1~d3	21

附表 15　横纹肌肉瘤的治疗前分期（TNM 分期）

分期	部位	肿瘤状况	大小(a 或 b)	淋巴结累及	转移
1	预后较好部位	T1 或 T2	<或>5 cm(a 或 b)	N0 或 N1 或 Nx	无(M0)
2	预后不良部位	T1 或 T2	<5 cm(a)	N0 或 Nx	无(M0)
3	预后不良部位	T1 或 T2	>5 cm(b)	N1	无(M0)
	预后不良部位	T1 或 T2	<或>5 cm(a 或 b)	N0 或 N1 或 Nx	无(M0)
4	不限	T1 或 T2	<或>5 cm(a 或 b)	N0 或 N1	有(M1)

注：预后较好部位：眼眶、头颈部（不包括脑膜旁）、泌尿生殖系统（不包括膀胱和前列腺）；
　　预后不良部位：脑膜旁、膀胱和前列腺、四肢、躯干、腹膜后、胃肠道、胆管、胸腔、会阴、肛门旁。
　　T1＝肿瘤局限于原发病灶的解剖范围内
　　T2＝肿瘤超出原发灶解剖范围和（或）肿瘤与周围组织固着
　　a＝肿瘤直径<5 cm
　　b＝肿瘤直径>5 cm
　　N0＝区域淋巴结阴性
　　N1＝区域淋巴结受累
　　Nx＝淋巴结情况不明或肿瘤位于不能评价淋巴结的部位
　　M0＝无远处转移
　　M1＝有远处转移
　　（区域淋巴结肿大：根据触诊或 CT 评估。远处转移：根据影像诊断，除作骨髓穿刺外，不必有组织学依据）

附表 16　各肿瘤部位所属的区域淋巴结

肢体肿瘤	
下肢	腹股沟、大腿、腘淋巴结
上肢	腋窝、肱、肱骨内上髁、锁骨下淋巴结
泌尿生殖系统肿瘤	
膀胱/前列腺	盆腔、肾动脉平面或以下的腹膜后淋巴结
宫颈和子宫	盆腔、肾动脉平面或以下的腹膜后淋巴结
睾丸旁	盆腔、肾动脉平面或以下的腹膜后淋巴结
阴道	髂总动脉部或以下的盆腔腹膜后淋巴结、腹股沟淋巴结
外阴部	腹股沟淋巴结
头、颈部肿瘤	
头/颈	同侧的颈淋巴结、耳前、枕、锁骨上淋巴结，中央部位的肿瘤可能双侧淋巴结肿大
眼眶/眼睑	同侧颈、耳前淋巴结
胸腔内肿瘤	
胸腔内	乳内、纵隔淋巴结
腹膜后/盆腔肿瘤	
腹膜后/盆腔	盆腔、腹膜后淋巴结
躯干部肿瘤	
腹壁	腹股沟、股淋巴结
胸壁	腋窝、乳内、锁骨下淋巴结
其他部位肿瘤	
胆管	肝门淋巴结
肛门旁/会阴部	腹股沟、盆腔淋巴结，可能为双侧肿大

注：上述淋巴结受肿瘤侵犯称为区域淋巴结受侵（N1），不算远处转移。除上述淋巴结以外的其他部位淋巴结受侵称为远处转移（M1,4 期），如：会阴部原发肿瘤伴盆腔以上的淋巴结转移、大腿原发肿瘤伴髂或腹主动脉旁淋巴结受侵、胸腔内原发肿瘤伴膈肌下淋巴结受侵、睾丸旁原发肿瘤伴腹股沟淋巴结受侵无论是否经阴囊活检或阴囊受侵均属于远处转移。

附表 17　横纹肌肉瘤的手术后临床分组（IRS）

Ⅰ组	肿瘤局限，完全切除，区域淋巴结未累及
ⅠA	肿瘤局限于原发肌肉或脏器
ⅠB	肿瘤浸润至原发灶外的脏器或肌肉
Ⅱ组	肿瘤有区域性扩散，肉眼下完全切除
ⅡA	区域淋巴结阴性，肉眼下肿瘤完全切除、有镜下残留
ⅡB	区域淋巴结阳性和（或）肿瘤侵犯邻近脏器，肿瘤完全切除、无镜下残留
ⅡC	区域淋巴结阳性，肉眼下肿瘤完全切除、有镜下残留
Ⅲ组	不完全切除或仅行活检，有肉眼可见的残留
Ⅳ组	有远处转移

附表 18　IRS-Ⅴ横纹肌肉瘤危险程度分组

低度危险组

A 亚组（局限于良好部位的胚胎型或葡萄簇状肿瘤）

眼眶，非脑膜旁的头颈部，非膀胱前列腺的泌尿生殖道（阴道、外阴、睾丸旁），任何大小（A 或 B）肿瘤，完整切除或有镜下残留（淋巴结阴性），属Ⅰ期、临床Ⅰ和Ⅱ组、N0、M0 良好部位，任何大小（A 或 B）肿瘤，仅为眼眶部位的肉眼下残留（淋巴结阴性），属Ⅰ期、临床Ⅲ组、N0 仅为眼眶部位

不良部位（上述所有部位除外），肿瘤＜5.0 cm（A），完整切除（淋巴结 N0 或Nx），属Ⅱ期、临床Ⅰ组、N0、Nx

B 亚组

良好部位，肿瘤大小（A 或 B），镜下残留（淋巴结阳性），属Ⅰ期、临床Ⅲ组、N1，年龄＞10 岁睾丸旁肿瘤需行双侧腹膜后淋巴结分期

良好部位，肿瘤大小（A 或 B），肉眼下肿瘤残留（淋巴结阳性）仅限眼眶（Ⅰ期、临床Ⅲ组、N1，仅限眼眶）

良好部位（眼眶除外），任何大小（A 或 B），肉眼下肿瘤残留（淋巴结阴性、淋巴结阳性、或 Nx），属Ⅰ期、临床Ⅲ组、N0、N1 或 Nx

不良部位，小肿瘤（A），镜下残留，属Ⅱ期、临床Ⅱ组、N0、Nx

不良部位，小肿瘤（A）伴淋巴结阳性，或任何淋巴结情况的大肿瘤（B），完整切除或镜下残留，属Ⅲ期、临床Ⅰ或Ⅱ组、N0、Nx 或 N1

（续表）

中度危险组

分期/分组	部位	组织类型	大小	淋巴结	转移	年龄（岁）
Ⅱ期/Ⅲ组	不良	胚胎型	A	N0 或 Nx	M0	
Ⅲ期/Ⅲ组	不良	胚胎型	A	N1	M0	
	不良	胚胎型	A	N0 或 N1 或 Nx	M0	所有＜21
Ⅰ～Ⅲ期/Ⅰ～Ⅲ组	良好或不良	腺泡型	A 或 B	N0 或 N1 或 Nx	M0	
Ⅳ期/Ⅰ～Ⅳ组	良好或不良	胚胎型	A 或 B	N0 或 N1	M1	＜10

高度危险组

分期/分组	部位	组织类型	大小	淋巴结	转移	年龄（岁）
Ⅳ期/Ⅳ组	良好或不良	胚胎型	A 或 B	N0 或 N1	M1	＞10
	良好或不良	腺泡型或未分化	A 或 B	N0 或 N1	M1	＜21

附表 19 非横纹肌肉瘤软组织肿瘤的基因学

组织学	遗传学异常	涉及的基因
腺泡状软组织肉瘤	t(X；17)(p11.2；q25)	ASPL-TFE3
透明细胞肉瘤	t(12；16)(q13；p11)t(2；22)(q33；q12)，t(12；22)(q13；q12)	ATF1/EWS，EWSR1/CREB1
隆突性皮肤纤维肉瘤	T(17；22)(q22；q13)	COLIAI-PDGFb
促结缔组织增生性小圆细胞肿瘤	t(11；22)(p13；q12)	EWS-WT1
皮肤纤维瘤病	8 or 20 染色体三体，5q21 丢失	CTNNB1 or APCC 突变
上皮样血管内皮细胞瘤	T(1；3)(p36；q25)	WWTR1/CAMTA1
血管内皮细胞瘤	t(12；19)(q13；q13.3) and t(13；22)(q22；q13.3)	
婴儿型纤维肉瘤	t(12；15)(p13；q25)	ETV-NTRK3

（续表）

组织学	遗传学异常	涉及的基因
恶性外周神经鞘瘤（MPNST）	17Q11.2丢失或10p，11q，17q，22q重排	NF1
恶性横纹肌样瘤	SMARCB1失活	SMARCB1
滑膜肉瘤	t(X；18)(p11；q11)	SSX-SYT

附表 20　临床分组

临床Ⅰ组
　肿瘤局限，完整切除，区域淋巴结阴性。病理巨检和显微镜下均证实肿瘤完整切除

临床Ⅱ组
　肿瘤完整切除，区域有播散证据：
　　肿瘤肉眼完整切除，切缘显微镜下可见肿瘤残留（边缘有肿瘤）
　　区域转移淋巴结完整切除，无镜下残留
　　区域转移淋巴结残留和镜下残留

临床Ⅲ组
　肿瘤不完整切除或活检伴肉眼残留

临床Ⅳ组
　发病时肿瘤远程转移